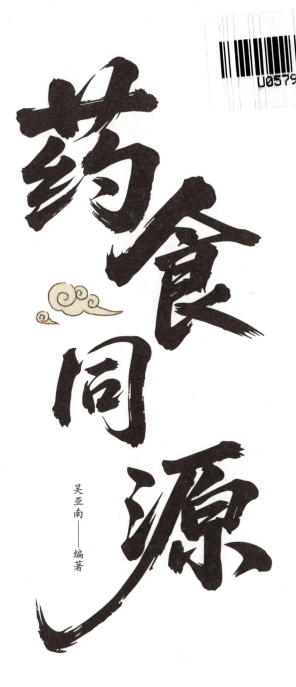

药食同源

吴亚南——编著

甘肃科学技术出版社

甘肃·兰州

图书在版编目（CIP）数据

药食同源 / 吴亚南编著. -- 兰州：甘肃科学技术
出版社, 2025. 6. -- ISBN 978-7-5424-3340-4

Ⅰ. R247.1

中国国家版本馆CIP数据核字第2025WK1802号

药食同源

吴亚南　编著

责任编辑　辛　芸
封面设计　天下书装

出　版　甘肃科学技术出版社
社　址　兰州市城关区曹家巷1号　　730030
电　话　0931-2131570(编辑部)　0931-8773237(发行部)

发　行　甘肃科学技术出版社　印　刷　三河市富华印刷有限公司
开　本　880毫米×1230毫米　1/32　印　张　5　字　数　80千
版　次　2025年7月第1版
印　次　2025年7月第1次印刷
印　数　1~10 000
书　号　ISBN 978-7-5424-3340-4　　定　价　69.00元

前　言

　　中医药文化源远流长、博大精深，其中"药食同源"的理念更是中华民族几千年来智慧的结晶。这一理念认为，许多食材不仅能够满足日常饮食的需求，还具有调理身体、预防疾病的药用价值。食物与药物之间并无绝对的界限，二者相辅相成，共同维护人体健康。本书正是基于这一古老而深刻的理念，结合现代科学研究和生活实践，为读者呈现一部兼具理论指导与实用价值的食疗指南。

　　在快节奏的现代生活中，人们对健康的关注度越来越高，但同时面临着饮食失衡、亚健康状态频发等问题。如何通过日常饮食调理身体、增强免疫力、预防疾病，成为许多人关注的焦点。本书从中医理论出发，系统介绍了药食同源的概念、历史发展及其在现代生活中的应用价值。书中不仅详细解析了常见药食同源食材的性味归经、功能主治和用法用量，还提供了针对不同疾病的药膳食疗方和四季食疗指南，帮助读者在日常生活中轻松落实药食同源的理念。

　　本书分为四章：第一章"药食同源理论基础"，深入探讨药食同源的哲学背景和科学依据，从"天人合一"的整体观到四性五味的分类理论，为读者奠定坚实的理论基础。

第二章"常见药食同源食材解析"，精选解表药、清热药、温里药、理气药、补虚药等五大类食材，详细介绍它们的性味、功效及药膳制作方法，并辅以诗画本草和文化趣谈，让知识更加生动有趣。第三章"常见疾病的药食方"，针对感冒、咳嗽、腹泻、便秘、高血压、贫血等常见病症，提供简单易行的食疗方案，帮助读者通过饮食调理身体。第四章"四季食疗指南"，根据不同季节的气候特点和人体需求，推荐适合春夏秋冬四季的食谱，助力读者顺应自然规律，保持健康。

本书的编写力求科学性与实用性并重，既保留传统中医理论的精髓，又融入现代营养学的研究成果。无论是希望系统学习药食同源知识的读者，还是寻找日常保养方法的朋友，都能从本书中获益。我们相信，通过合理搭配食材、科学调理饮食，每个人都能在享受美味的同时，收获健康与活力。

目　录

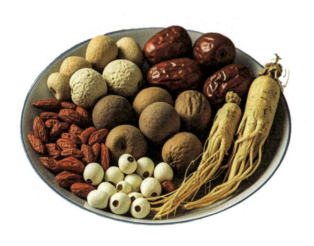

第一章 药食同源理论基础

第一节　药食同源的概念

药食同源是中华文明对生命本质的深刻认知，是中华民族在漫长的历史长河中积淀的独特智慧。这一理念不仅体现了古人对自然规律的深刻理解，还蕴含着古人对生命健康的终极关怀。在中华文明的认知体系中，食物与药物从来都不是割裂的，而是统一于维护生命健康的整体之中。

一　天人合一的哲学基础

药食同源的理念深深植根于中国传统哲学"天人合一"的思想之中。古人认为，人体是一个小宇宙，与自然界的大宇宙相互呼应、相互影响。在这种认知下，食物与药物都是自然界赋予人类的宝贵资源，都具有调节人体阴阳平衡的作用。

《黄帝内经》中提出"五谷为养，五果为助，五畜为益，五菜为充"的饮食理论，将日常食物与人体健康紧密结合。这种理论不是简单的经验总结，而是建立在对自然规律深刻认知基础上的系统思维。

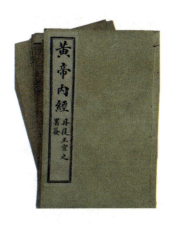

阴阳五行学说为药食同源提供了理论依据。食物与药物都被赋予了寒热温凉、升降浮沉等属性，这些属性与人体脏腑功能相对应，形成了独特的食疗体系。

二　实践中的智慧结晶

《神农本草经》将药物分为上品、中品、下品三类，其中，上品药物多为药食两用之品，如人参、枸杞、大枣等。这种分类体现了古人对药食关系的深刻理解。

历代医家在实践中不断丰富和发展药食同源的理论。张仲景在《金匮要略》中记载了大量食疗方剂，孙思邈在《千金方》中强调"食治"的重要性，李时珍在《本草纲目》中系统总结了药食两用品的性味和功效。

现代医学研究证实,许多药食同源物质具有明确的生物活性。如枸杞中的枸杞多糖具有抗氧化作用,生姜中的姜辣素具有抗炎作用,这些发现为药食同源的理念提供了科学依据。

在现代社会,药食同源的理念提醒人们关注日常饮食的健康价值,倡导自然、平衡的生活方式,这与现代预防医学的理念不谋而合。

药食同源文化是中华文明对人类的重要贡献。它不仅是一种调养理念,还是一种生活哲学,体现了中华民族对生命、自然的敬畏与理解。

药食同源的理念穿越时空,至今仍在指导着人们的生活。在科技高度发达的今天,重新审视这一古老智慧,不仅能够帮助人们更好地维护健康,还能让人们在快节奏的现代生活中找到与自然和谐共处之道。这种智慧正是中华文明生生不息的力量源泉。

第二节 药食同源的历史发展概况

药食同源理念的形成与发展,贯穿了中华文明五千年的历史长河。这一理念的演变过程,不仅记录了中华民族对健康的不懈追求,更折射出中华文明对自然规律的深刻认知。从最初的本能选择到系统的理论构建,药食同源经历了漫长而丰富的发展历程。

一 远古萌芽:生命本能的智慧

在原始社会,人类通过尝试和观察,逐渐认识到某些植物既能充饥又能治病。这种朴素的认知是药食同源理念的最初萌芽。《淮南子·修务训》记载:"神农尝百草之滋味,水泉之甘苦,令民知所辟就。"这段记载生动地反映了先民探索食物与药物的过程。

考古发现证实,早在新石器时代,先民就已经开始有意识地利用具有药用价值的食物。如河姆渡遗址出土的薏苡仁,既是粮食,又具有药用价值。这种双重用途的发现,标志着药食同源理念的初步形成。

早期文献中已经出现"药食同源"的记载。《周礼》中记载的"食医"一职,专门负责君王的饮食调理,将食物与健康紧密结合。这种制度化的安排,体现了药食同源理念在社会生活中的重要地位。

二 理论构建：系统思维的结晶

《黄帝内经》的问世，为药食同源奠定了理论基础。其中提出的"五谷为养，五果为助，五畜为益，五菜为充"的饮食调养理论，系统阐述了食物与健康的关系。这种理论的构建，标志着药食同源从经验积累上升到理论高度。

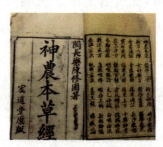

汉代是药食同源理论发展的重要时期。《神农本草经》将药物分为上、中、下三品，其中上品多为药食两用之品。张仲景在《金匮要略》中记载了大量食疗方剂，开创了"医食同源"的先河。

唐宋时期，药食同源理论得到进一步发展。孙思邈在《千金方》中强调"食治"的重要性，提出"夫为医者，当须先洞晓病源，知其所犯，以食治之，食疗不愈，然后命药"的观点。这种"食疗为先"的思想，深刻影响了后世的医学实践。

三 成熟与完善：实践智慧的升华

明清时期，药食同源理论趋于成熟。李时珍在《本草纲目》中系统总结了药食两用品的性味和功效，收录了大量食疗方剂。这一时期,药膳文化得到了空前发展,形成了完整的理论体系和实践方法。

在民间,药食同源的理念深深融入人们的日常生活。各地形成了独具特色的食疗传统,如广东的凉茶文化、江浙的膏方文化、北方的药膳文化等。这些民间智慧,为药食同源注入了鲜活的生命力。

进入现代社会,药食同源理念得到了新的发展。现代科学研究证实了许多药食同源物质的生物活性,为这一古老理念提供了科学依据。同时,药食同源的理念也在全球范围内得到广泛传播,成为中华文化的重要标识。

药食同源的发展历程,是一部中华文明追求健康的史诗。从最初的本能选择到系统的理论构建,再到现代的科学验证,这一理念始终与时俱进,展现出强大的生命力。当今社会,药食同源不仅是一种理念,而且是中华文明对全人类健康事业的宝贵贡献。这种跨越时空的智慧,将继续指引人们在追求健康的道路上不断前行。

第三节　药食同源的四性五味

四性五味理论是中医药学的核心理论之一,也是药食同源理念的重要理论基础。这一理论系统阐述了食物和药物的性质与功能,为食疗提供了科学的指导框架。"四性"指寒、热、温、凉四种药性,"五味"指酸、苦、甘、辛、咸五种味道,它们共同构成了中华饮食文化的理论基础。

一 四性:平衡阴阳的钥匙

四性理论源于古人对自然规律的观察。寒、热、温、凉四种性质,反映了食物和药物对人体阴阳平衡的调节作用。这种分类不是简单的温度概念,而是对人体生理反应的系统总结。

寒凉性质的食物和药物具有清热、泻火、解毒等作用,如绿豆、西瓜、菊花等;温热性质的食物和药物则具有温阳、散寒、补气等作用,如生姜、羊肉、人参等。这种性质的划分,为食疗提供了明确的方向。

在临床应用中,四性理论指导着食物的选择和搭配。如体质偏寒者宜选用温性食物,体质偏热者宜选用凉性食物。这种因人而异的饮食调理,体现了中医"治未病"的理念。

五味理论是古人对食物和药物功能的精辟概括。酸、苦、甘、辛、咸五种味道,分别对应人体的五脏,具有不同的生理作用。这种对应关系不是简单的味觉体验,而是对食物和药物功效的系统总结。

酸味入肝,具有收敛固涩的作用,如乌梅、山楂等;苦味入心,具有清热燥湿的作用,如苦瓜、黄连等;甘味入脾,具有补益和中的作用,如大枣、蜂蜜等;辛味入肺,具有发散行气的作用,如生姜、葱白等;咸味入肾,具有软坚散结的作用,如海带、昆布等。

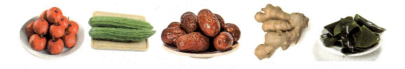

五味理论在食疗中的应用十分广泛。如春季宜食辛味以助阳气生发,夏季宜食苦味以清热解暑,秋季宜食酸味以收敛肺气,冬季宜食咸味以补肾固精。这种顺应季节的饮食调理,体现了天人相应的整体观念。

三 四性五味的现代价值

现代科学研究为四性五味理论提供了新的解释。研究发现,食物的性质和味道与其所含的化学成分密切相关。如辛味食物多含有挥发油类物质,具有抗菌消炎的作用;苦味食物多含有生物碱类物质,具有调节代谢的作用。

在现代营养学视角下,四性五味理论具有重要的指导意义。它不仅关注食物的营养成分,还强调食物对人体整体功能的调节作用。这种整体观念,弥补了现代营养学过分强调成分分析的不足。

四性五味理论对现代人的健康管理具有重要启示。在快节奏的现代生活中,人们往往忽视了饮食的平衡性。四性五味理论提醒我们,饮食不仅要满足口腹之欲,而且要注重身体的整体平衡。

四性五味理论是药食同源理念的理论基石。这一理论不仅指导着中华民族数千年的饮食实践,还为现代人的健康管理提供了宝贵智慧。在物质生活日益丰富的今天,重新认识和运用四性五味理论,对于维护健康、预防疾病具有重要意义。这种跨越时空的智慧,将继续在人类追求健康的道路上发挥重要作用。

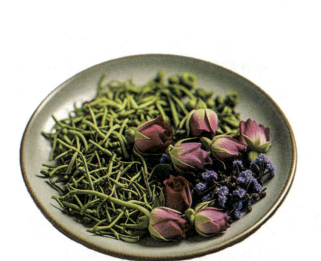

第二章　常见药食同源食材解析

第一节　解表药

解表药是一类用于治疗外感表证的中药,主要通过发汗解表、疏散风邪来缓解因外邪侵袭引起的发热、恶寒、头痛、身痛、鼻塞、流涕等症状。解表药分为辛温解表药和辛凉解表药两类。辛温解表药适用于风寒表证,具有温散风寒的作用;辛凉解表药适用于风热表证,具有清热解表的作用。解表药多用于感冒、流感等外感疾病的初期治疗,使用时需根据病因和体质选择合适的药物。

古人的应用

《伤寒论》中有记载:"太阳病,头痛发热,身疼腰痛,骨节疼痛,恶风无汗而喘者,麻黄汤主之。"东汉张仲景见百姓因伤寒(外感病)死亡甚众,创制麻黄汤治"太阳伤寒证"。

《千金要方》中有记载:"紫苏味辛,主下气除寒,其子尤良。"唐代孙思邈见渔民食蟹后腹痛寒热,令煮紫苏叶饮之,汗出毒解。

本品为唇形科植物薄荷的干燥地上部分。主产于江苏、浙江等地。夏秋两季茎叶茂盛或花开至三轮时分次采割,晒干或阴干。

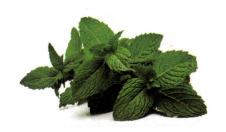

性味归经 辛,凉;归肺、肝经。

功能主治 疏散风热,清利头目,利咽透疹,疏肝行气。用于风热感冒,温病初起,咽喉肿痛,目赤,风疹,胸胁胀闷。

用法用量 3~6克,入煎剂宜后下。

注意事项 阴虚血燥,肝阳偏亢,表虚汗多者忌服。

【诗画本草】

题画薄荷扇

宋·陆游

薄荷花开蝶翅翻,风枝露叶弄秋妍。

自怜不及狸奴黠,烂醉篱边不用钱。

薄荷粥

/材料/ 鲜薄荷 30 克（或干品 15 克），粳米 150 克，冰糖适量。

/做法/ 取鲜薄荷加清水 1000 毫升，用中火煎成约 500 毫升，冷却后捞出薄荷留汁。另用粳米加水煮粥，待粥将成时，加入薄荷汤及少许冰糖，煮沸即可。

/功效/ 可清心怡神，解暑散热。对于暑热中没胃口、吃不下饭的人们，这是适合的药膳。

薄荷豆腐汤

/材料/ 鲜薄荷叶 50 克，豆腐 2 块，瘦肉 50 克，鲜葱 3 根。

/做法/ 所有食材加 2 碗水煲汤，待水减半时即可，趁热食用。

/功效/ 可治伤风鼻塞、打喷嚏、流鼻涕等病症。但此药膳性偏寒，风寒感冒者有头身疼痛、苔白、脉浮紧等症慎服。

薄荷沙参茶

/材料/ 薄荷 3 克，南沙参 5 克。

/做法/ 将薄荷和南沙参用开水浸泡 30 分钟后即可饮用。

/功效/ 可疏散风热，养阴祛痰。本品适宜风热感冒的人群或者容易上火、口干、有痰的人群。

本品为桑科植物桑的干燥叶。中国大部分地区均有分布,以江南居多。初霜后采收,除去杂质,晒干。

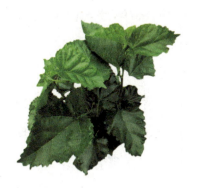

性味归经 甘,苦,寒;归肺、肝经。

功能主治 疏风散热,清肺润燥,清肝明目。用于风热感冒,肺热燥咳,头晕头痛,目赤昏花。

用法用量 煎服,5～10 克;或入丸散。外用,煎水洗眼。

注意事项 (1)胃肠虚寒者、阳虚体质者慎用。

(2)外感风寒、肺寒咳嗽者忌用。

(3)月经期妇女及孕妇忌用。

(4)肝燥者禁用。

桑叶粥

/材料/ 桑叶 10 克,粳米 100 克,白糖适量。

/做法/ 将桑叶洗净,放入锅中,加适量清水,煎煮后取汁;将粳米洗净后煮成粥,待粥将熟时加入桑叶汁和白糖,再煮一二沸即可。

/功效/ 可疏风清热,清肝明目,清肺润燥。本品适用于外感风热,症见发热、头痛、咳嗽、咽喉干痛、目赤肿痛、畏光多泪等。

桑芩甘桔粥

/材料/ 桑叶、黄芩各 10 克,甘草、桔梗各 5 克,粳米 100 克,白糖适量。

/做法/ 将桑叶、黄芩、甘草、桔梗煎煮取汁,去渣;加粳米煮成稀粥,待粥将熟时加入白糖,再煮一二沸即可。

/功效/ 可清热解表,宣肺止咳。本品适用于风热袭肺,咳嗽不爽,痰黄黏稠,口渴咽干等。

桑叶猪肝汤

/材料/ 猪肝 100 克,桑叶 15 克,盐 2 克。

/做法/ 将猪肝洗净,切成片放入汤锅中,加适量清水。先用大火,煮沸后撇去浮沫,再改用小火,煮至七成熟,最后放入桑叶,用盐调味即成。

/功效/ 可疏风清热,养肝明目。本品适用于眼结膜炎、夜盲症等。

本品为菊科植物菊的干燥头状花序。主产于浙江、安徽、四川等地。人们在每年 9～11 月菊花盛开时分批采收,阴干或焙干,或熏、蒸后晒干。药材按产地和加工方法的不同,分为"亳菊""滁菊""贡菊""杭菊",由于花的颜色不同,又有黄菊花和白菊花之分。本品气清香,味甘、微苦。以花朵完整、色鲜艳、香气浓郁者为佳。

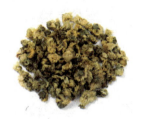

性味归经 甘,苦,微寒;归肺、肝经。

功能主治 散风清热,平肝明目,清热解毒。本品适用于风热感冒,头痛眩晕,目赤肿痛,眼目昏花,疮痈肿毒。

用法用量 煎服或泡茶饮,每次使用 5～10 克。

注意事项 气虚畏寒,食少泄泻者慎用本品。

药膳食疗方

菊花粥

/材料/ 菊花 15 克,粳米 100 克。

/做法/ 先用粳米煮粥,粥成后加入菊花末,稍煮即可。早晚服用。

/功效/ 可疏风清热,平肝明目。本品适用于中风、高血压引起的头痛眩晕。

菊花鱼片

/材料/ 菊花 30 克,鲜鱼肉 150 克,调味品适量。

/做法/ 将鱼肉洗净切片,锅中加入适量油烧至七成热后,下鱼片滑散,炒至熟时,下菊花及调味品,炒至熟即成。

/功效/ 可清热养阴,明目益精。本品适用于肝肾阴虚所致的头目眩晕、耳鸣耳聋、视力下降、眼目干涩等。

菊花炒鸡片

/材料/ 菊花 60 克,鸡肉 750 克,鸡蛋 3 个。

/做法/ 鸡肉用蛋清、盐、料酒、胡椒面、玉米粉调匀拌好;将盐、白糖、味精、胡椒面、麻油兑成汁;鸡肉过油捞出,煸炒葱、姜,倒入鸡片,加入料酒,把兑好的汁搅匀倒入锅内翻炒几下,随即把菊花投入锅内,翻炒均匀即可。

/功效/ 可养肝明目。本品适用于头昏心烦、视物模糊及高血压。

本品为姜科植物姜的新鲜根茎。中国大部分地区均产。在秋、冬两季进行采挖，除去须根和泥沙，鲜用或埋入砂中备用。切片，生用。

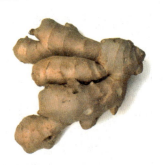

性味归经 辛，微温；归肺、脾、胃经。

功能主治 解表散寒，温中止呕，化痰止咳。用于风寒感冒，胃寒呕吐，寒痰咳嗽。

用法用量 水煎服，3～10克，或捣汁服。

注意事项 阴虚内热及热盛者忌服。

【诗画本草】

丁未春五首

宋·刘克庄

道是生姜树上生，不应一世也随声。

暮年受用尧夫语，莫与张程几个争。

生姜粥

/材料/ 粳米 50 克,生姜 5 片,连须葱数根,米醋适量。

/做法/ 用砂锅将粳米煮成粥,生姜捣烂与米同煮,粥将熟时放入葱、醋。

/功效/ 解表散热,温胃止呕。本品适用于外感风寒暑湿之邪而引起的头痛、身痛、恶寒、无汗、呕逆等症。

红糖生姜汤

/材料/ 红糖 50 克,大枣 15 克,生姜(切片)20 克。

/做法/ 红糖、大枣加适量清水煎煮 20 分钟后,再加入生姜,煎 5 分钟即可。

/功效/ 可活血化瘀,发汗解表,温中止呕。

生姜滚芥菜汤

/材料/ 芥菜 500 克,生姜 15 克,食盐、食用油适量。

/做法/ 将芥菜洗净,切段;生姜洗净,切厚片,再用刀背拍扁。把生姜放入锅中,加 1500 毫升清水,武火煲沸。再加入芥菜段煮熟,调入食盐、食用油即可。

/功效/ 可宣肺祛痰,缓解咽喉干涩。本品用于风寒感冒引起的头痛咳嗽、筋骨疼痛。

本品为唇形科草本植物紫苏的干燥叶。中国大部分地区均有分布。夏季枝叶茂盛时采收。除去杂质,阴干,切段。生用。

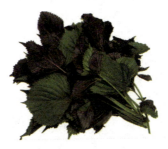

性味归经　辛,温;归肺、脾经。

功能主治　解表散寒,行气和胃。本品适用于风寒感冒、咳嗽呕恶、妊娠呕吐、鱼蟹中毒。

用法用量　煎服,5～10 克。

注意事项　气虚、阴虚及温病患者慎服。

【诗画本草】

次韵志归十首(六)

宋·方回

解语莺能巧,交飞蝶许狂。

苔纹深碧毯,榴靥竞红妆。

粗已成幽圃,犹当筑小堂。

未妨无暑药,熟水紫苏香。

紫苏饮

/材料/ 紫苏鲜叶 3～5 片,白糖适量。

/做法/ 将紫苏叶洗净、沥水后放入杯内,用开水冲泡,放入白糖即成清凉饮料。

/功效/ 可健胃解暑。

紫苏叶瘦肉粥

/材料/ 紫苏叶 10 克,瘦肉 50 克,粳米 100 克,葱、姜适量。

/做法/ 将粳米淘洗干净,瘦肉切成丝,姜切成丝,葱切葱花备用。锅内放入冷水,下姜丝略煮。放入大米,煮至黏稠状态,再把紫苏叶用布袋包好,下入锅中,盖上锅盖,再煮 5 分钟,出锅前撒葱花即可。

/功效/ 可宣肺健脾。本品适用于肺气不宣、脾气不足、容易感冒咳嗽的人群。

鲜紫苏叶滚黄牯鱼汤

/材料/ 鲜紫苏叶 80g,黄牯鱼 400g,生姜 3 片。

/做法/ 把紫苏叶洗净;黄牯鱼宰洗净,煎至微黄,加入少许热水,再加入姜和适量的水,大火煮沸后改文火煮约 10 分钟,撒入紫苏叶,片刻下盐便可出锅。

/功效/ 可养阳健脾,祛湿醒胃。

六 葛根

本品为豆科植物野葛的干燥根。主产于湖南、河南、广东、浙江等地。秋、冬两季采挖,多除去外皮,趁鲜切成厚片或小块,干燥。生用或煨用。

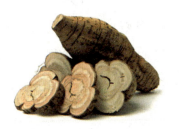

性味归经 甘,辛,凉;归脾、胃、肺经。

功能主治 解肌退热,生津,透疹,升阳止泻。本品适用于外感发热头痛;项背强痛,口渴,麻疹不透,热痢,泄泻;高血压颈项强痛。

用法用量 水煎服,10~15克;或入丸散,或鲜品捣汁服用。

注意事项 虚寒者忌用,胃寒呕吐者慎用。

【诗画本草】

初夏三首(其三)

宋·王镃

竹鸡啼雨隔林塘,四月山深梅未黄。

水近洞门云气湿,葛花开上石眠床。

葛根粥

/材料/ 葛根 10 克,粳米 100 克,白糖适量。

/做法/ 将葛根择净,放入锅中,加适量清水,煎煮取汁;加粳米煮粥,待粥将熟时加入白糖,再煮一二沸即可。

/功效/ 可发表解肌,解毒透疹,升阳止泻,生津止渴。本品适用于外感风热,头痛项强,麻疹初起,透发不畅,脾虚泄泻,热病津伤口渴及消渴等。

葛根炖牛肉

/材料/ 牛肉 500 克,葛根 15 克,葱、姜、酱油、盐各适量。

/做法/ 新鲜牛肉切成小块,葱、姜分别切段、切片。葛根去皮,洗净,切块。先将新鲜牛肉放入烧开的水中,煮熟后捞出。将新鲜的高汤加入锅中,煮开后,放入牛肉、葱段、姜片、葛根块,搅拌一下,加入适量的酱油,中小火焖煮30 分钟左右。待高汤浓稠后,加入适量的盐调味即可。

/功效/ 可补中益气,养血固脱,温阳益脾。

葛根粉饭

/材料/ 葛根粉 200 克,粱粟米饭 500 克。

/做法/ 先用滚开水将米饭浸湿,加入葛根粉拌匀,放入适量豆豉汁水,在旺火上煮熟。适当拌以调味品即可食用。

/功效/ 本品具有清心醒脾的作用。适用于躁狂症、心神恍惚、言语失常、记忆衰退等病症。

第二节　清热药

清热药是一类用于治疗热证的中药,主要功效为清除体内热邪,适用于各种热性疾病,如发热、口渴、咽喉肿痛、目赤肿痛、便秘、尿黄等症状。清热药根据作用部位和性质的不同,可分为清热泻火药、清热燥湿药、清热凉血药和清热解毒药等。这类药物通过清热泻火、凉血解毒、燥湿退黄等作用,帮助恢复人体内的阴阳平衡,常用于治疗感染性疾病、炎症及热毒引起的病症。使用时需辨证施治,避免过度寒凉损伤脾胃。

古人的应用

《神农本草经》中有记载:"栀子主五内邪气,胃中热气,面赤,酒疱皶鼻。"传说神农尝百草时,误食热毒草后烦闷不安,嚼食栀子果实而解,故发现其清热泻火之效。

《千金翼方》中有记载:"忍冬(金银花)主寒热身肿,久服轻身。"唐代孙思邈见山民患疮痈热毒,采金银花(忍冬藤)煎汤外洗内服,疮消热退。

本品为忍冬科植物忍冬的干燥花蕾或带初开的花。主产于山东、河南等地。夏初花开放前采摘,阴干后使用。

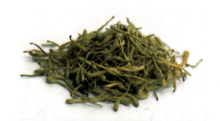

性味归经 甘,寒;归肺、心、胃经。

功能主治 清热解毒,疏散风热。本品适用于痈肿疔疮、喉痹、丹毒、热毒血痢、风热感冒、温病发热。

用法用量 煎服,6～15克。

注意事项 脾胃虚寒及气虚疮疡脓清者忌用。

【诗画本草】

余杭

宋·范成大

春晚山花各静芳,

从教红紫送韶光。

忍冬清馥蔷薇酽,

薰满千村万落香。

金银花粥

/材料/　金银花 15 克,大米 100 克,白糖适量。

/做法/　将金银花择洗干净,放入锅中,加入适量清水,浸泡 5～10 分钟后,水煎取汁;加大米煮粥,待粥熟时加入白糖,再煮一二沸即成。

/功效/　可清热解毒。本品适用于风热感冒、温热病、疮疡疔肿、热毒血痢等。

金银花鸡蛋汤

/材料/　金银花 15 克,鸡蛋 1 个,清水适量。

/做法/　将金银花洗净,用清水浸泡片刻。鸡蛋去壳,打入碗中。锅里加入 300 毫升清水和金银花,大火煮开。煮 5 分钟后,放入鸡蛋,再次煮沸即可。

/功效/　可清热解毒,还可以消炎清火、缓解咽痛。

仙人掌金银花饮

/材料/　金银花 20 克,仙人掌 100 克,冰糖适量。

/做法/　将金银花洗净,水煎取汁;仙人掌去皮,洗净后用家用水果绞汁机绞汁。待金银花汁将煎成时,放入冰糖和仙人掌汁,煮沸至糖溶化,起锅后用纱布滤汁,灌入热水瓶,代茶热饮。

/功效/　可清热解毒。本品适用于热毒疮疡、咽喉肿痛、风热感冒、呼吸道感染、急性菌痢,并有降血压、降血脂的作用。

本品为豆科植物钝叶决明或小决明的干燥成熟种子。主产于安徽、广西、四川等地。秋季采收成熟果实,晒干,打下种子,除去杂质。生用或炒用。用时捣碎。

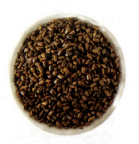

性味归经 甘,苦,咸,微寒;归肝、大肠经。

功能主治 可清热明目,润肠通便。本品适用于目赤涩痛、羞明多泪、头痛目眩、目暗不明、大便秘结。

用法用量 煎服,9～15克。

注意事项 气虚便溏者不宜用。

【诗画本草】

秋雨叹三首(其一)

唐·杜甫

雨中百草秋烂死,阶下决明颜色鲜。

著叶满枝翠羽盖,开花无数黄金钱。

凉风萧萧吹汝急,恐汝后时难独立。

堂上书生空白头,临风三嗅馨香泣。

决明子粥

/材料/　决明子 15 克,粳米 100 克,冰糖少许。

/做法/　将决明子炒香、放凉后,煎煮取汁,加粳米煮为稀粥,待粥熟时,加入冰糖,再煮一二沸即可。

/功效/　可清热平肝。本品适用于肝火上炎所致的头目眩晕、肢软乏力、腰膝酸软等。

决明西瓜饮

/材料/　决明子 10 克,西瓜翠衣 15 克,西瓜汁 100 毫升。

/做法/　将西瓜翠衣切碎,与决明子水煎取汁,去渣,候温后加入西瓜汁混匀,分次饮服。

/功效/　可清热利湿。本品适用于脾胃湿阻、纳差食少、口苦黏腻、大便不爽、小便短赤等。

决明烧茄子

/材料/　草决明 30 克,茄子 500 克,豆油 250 克。

/做法/　将决明子捣碎后加适量清水,煎 30 分钟,去渣后浓缩至 2 汤匙待用。将茄子洗净切斜片,放热油中炸至两面焦黄,捞出控油。将锅内余油留下 3 克放灶上,用蒜片炝锅后把炸好的茄片入锅,再把姜、葱等和用草决明汁调匀的淀粉倒入锅内翻炒,点几滴明油,颠翻。

/功效/　可清肝降逆,润肠通便。适用于高血压病、高脂血症、冠心病及更年期综合征等。

本品为菊科植物蒲公英、碱地蒲公英或同属数种植物的干燥全草。春至秋季花初开时采挖,除去杂质,洗净,晒干。

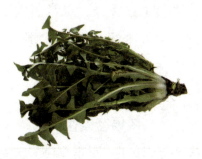

性味归经 苦,甘,寒;归肝、胃经。

功能主治 清热解毒,消肿散结,利尿通淋。用于疔疮肿毒、乳痈、目赤、咽痛、肺痈、肠痈、湿热黄疸、热淋涩痛。

用法用量 煎服,10～15克。外用适量。

注意事项 阳虚外感、脾胃虚弱者忌服。

【诗画本草】

成都书事百韵

宋·薛田

蠢动乘时先养育,菁英届候别陶甄。

地丁叶嫩和岚采,天蓼芽新入粉煎。

……

蒲公英粥

/材料/　干蒲公英 60 克(鲜者 90 克),金银花 15 克,粳米 50 克。

/做法/　将二药洗净,煎煮取汁,加粳米煮为稀粥服食。

/功效/　可清热解毒,消肿散结。本品适用于急性乳腺炎,疔疮痈毒,泌尿系统感染,上呼吸道感染,眼结膜炎等,对乳腺炎、疔疮痈肿患者还可取药渣捣烂,局部外敷。

蒲公英猪肺汤

/材料/　鲜蒲公英 100 克,大贝粉 10 克,猪肺 500 克,调味品适量。

/做法/　将蒲公英洗净备用;先取猪肺洗净,切块,加适量清水煮至猪肺熟后,调味煮沸,下入蒲公英、大贝粉,再煮一二沸即成。

/功效/　可清热解毒,宣肺化痰。本品适用于肺炎,慢性支气管炎合并感染,咳嗽痰黄,黏稠难咯,小便短黄,大便秘结等。

蒲公英茶

/材料/　干蒲公英 20 克。

/做法/　将干蒲公英装入茶包中。把茶包放入锅中,加入适量清水,小火煎煮 15 分钟。将汁液倒入杯中,即可饮用。

/功效/　可清热解毒,消痈散结。

本品为马齿苋科植物马齿苋的干燥地上部分。中国大部分地区均有生产。夏、秋两季采收,除去残根和杂质,洗净,略蒸或烫后晒干。

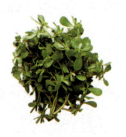

性味归经 酸,寒;归肝、大肠经。

功能主治 清热解毒,凉血止血,止痢。本品适用于热毒血痢、痈肿疔疮、湿疹、丹毒、蛇虫咬伤、便血、崩漏下血。

用法用量 煎服,10～30 克。

注意事项 脾胃虚寒者及孕妇慎用。

【诗画本草】

园官送菜

唐·杜甫

苦苣刺如针,马齿叶亦繁。

青青嘉蔬色,埋没在中园。

······

马齿苋粥

/材料/ 马齿苋 30 克(鲜者加倍),粳米 100 克,白糖适量。

/做法/ 将马齿苋择净,放入锅中,加适量清水,浸泡 5～10 分钟后,煎煮取汁,加大米煮粥,调入白糖,再煮一二沸即可。

/功效/ 可清热解毒,消痈利尿。本品适用于湿热或热毒痢疾、泄泻、疔疮疖肿、热淋等。

黄花菜马齿苋粥

/材料/ 黄花菜、马齿苋各 30 克,薏苡仁 20 克。

/做法/ 将黄花菜泡发,洗净;马齿苋洗净。薏苡仁择净,加适量清水煮粥,待粥熟时加入黄花菜、马齿苋,煮至粥成即可。

/功效/ 可清肝泻热。

马齿苋炒鸡丝

/材料/ 鲜马齿苋 400g,鸡脯肉 100g,葱、姜末各 10g,蛋清 1 枚。

/做法/ 将马齿苋洗干净,沥水备用;鸡脯肉切细丝,放碗内,加盐、味精、料酒抓拌均匀,再放蛋清、湿淀粉抓拌均匀;炒勺置中火上,加油烧至五成热,下入鸡丝划散,倒入漏勺沥油;炒勺置旺火上,加油烧至七成热时,煸葱、姜末,倒入马齿苋、料酒、清汤,炒至断生,加盐、味精、鸡丝炒匀,再用湿淀粉勾薄芡,最后淋香油,装盘即可。

/功效/ 可健脾益胃,解毒消肿。

本品为茜草科植物栀子的干燥成熟果实。主产于浙江、湖南、江西等地。9～11月果实成熟呈红黄色时采收，除去果梗和杂质，蒸至上气或置沸水中略烫，取出，干燥。

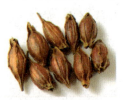

性味归经 苦，寒；归心、肺、三焦经。

功能主治 泻火除烦，清热利湿，凉血解毒；外用消肿止痛。本品适用于热病心烦、湿热黄疸、淋证涩痛、目赤肿痛、火毒疮疡；外治扭挫伤。

用法用量 内服：煎汤，5～10克；或入丸、散。外用：适量，研末掺或调敷。

注意事项 本品苦寒伤胃，阴血亏虚、脾虚便溏者不宜用。

【诗画本草】

江头四咏·栀子

唐·杜甫

栀子比众木，人间诚未多。
于身色有用，与道气伤和。
红取风霜实，青看雨露柯。
无情移得汝，贵在映江波。

栀子仁莲子粥

/材料/ 栀子仁 5 克,莲子 10 克,粳米 50 克,白砂糖适量。

/做法/ 将栀子仁碾成细末。先煮莲子、粳米,粥成时,加入栀子末,稍煮即可,加适量白砂糖调匀服食。

/功效/ 可清热化湿,固肾止遗。本品适用于湿热内蕴,遗精频繁,排尿或见精液混下,心烦少寐,小便热赤或不畅等症。

凉拌栀子花

/材料/ 栀子花 500 克,葱花、姜丝各适量。

/做法/ 将栀子花去杂洗净,放入沸水中,煮沸后捞出沥水,晾凉,用筷子抓松,置于洁白的瓷盘中,撒上葱花、姜丝,浇入香油、老醋,加适量食盐、味精,搅拌均匀即可。

/功效/ 可清热凉血,解毒止痢。本品适用于肺热咳嗽、痈肿、肠风下血等。

栀子花鲜汤

/材料/ 栀子花 150 克,猪瘦肉 100 克,榨菜丝 30 克,葱花、姜丝各适量。

/做法/ 将栀子花去杂洗净,稍焯,沥干水分;猪肉切丝;锅中加水,煮沸后加入栀子花、猪瘦肉、榨菜丝,再煮至猪肉漂起,撇浮沫,加葱花、姜丝,盛入汤碗中。

/功效/ 可养胃补中,清热利肠。本品适用于体虚纳差、肠风下血、大便不畅、咳嗽咯痰、牙龈肿痛等。

本品为三白草科植物蕺菜的新鲜全草或干燥地上部分。主产于长江以南地区。鲜品全年均可采割；干品夏季茎叶茂盛、花穗多时采割，除去杂质，晒干。

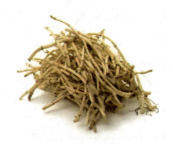

性味归经 辛，微寒；归肺经。

功能主治 可清热解毒，消痈排脓，利尿通淋。用于肺痈吐脓、痰热喘咳、热痢、热淋、痈肿疮毒。

用法用量 煎服，15～25克；鲜品用量加倍，水煎或捣汁服。外用适量。

注意事项 体质虚寒及阴性疮疡者、无红肿热痛者忌用。

【诗画本草】

偶游石盎僧舍

唐·杜牧

敬岑草浮光，句泚水解脉。

益郁乍怡融，凝严忽颓坼。

……

鱼腥草粥

/材料/　鱼腥草 30 克(鲜者加倍),粳米 100 克,白糖适量。

/做法/　将鱼腥草择净,放入锅中,加适量清水,浸泡 5～10 分钟后,煎煮取汁,加粳米煮粥。或将鲜鱼腥草择洗干净,切细,待粥熟时调入粥中,加入白糖,再煮一二沸即成。

/功效/　可清热解毒,消痈排脓,利尿通淋。本品适用于痰热壅滞所致的肺痈吐血、肺热咳嗽、湿热淋证、水肿尿少,湿热痢疾等。

鱼腥草茶

/材料/　鱼腥草 25 克,清水适量。

/做法/　将鱼腥草切碎,装入茶包袋中。将茶包放入锅中,加入适量清水,小火煎煮 15 分钟。取出茶包,汁液倒入杯中,即可饮用。

/功效/　可清热解毒,消痈排脓,利水通淋。

鱼腥草炖瘦肉汤

/材料/　鱼腥草 60 克,猪瘦肉 100 克。

/做法/　将鱼腥草洗净装入茶包,猪肉洗净、切丝,一起加入锅中,加适量清水。文火炖至猪肉熟后,去药包,食肉饮汤。

/功效/　可清热利湿,通淋止痛。本品适用于湿热下注所致的淋证。

第三节　温里药

　　温里药是一类具有温阳散寒、暖中止痛作用的中药，主要用于治疗里寒证或脾胃虚寒引起的病症，如脘腹冷痛、呕吐泄泻、四肢冰冷、畏寒喜暖等。这类药物通过温通经络、散寒止痛、振奋阳气来改善寒邪内盛或阳气不足的状态，代表药物有肉桂、丁香等。温里药性多辛热，适用于寒邪直中脏腑或阳虚内寒的证候，常与补气药或行气药配伍使用，以增强疗效。使用时需注意体质和病情，避免过量导致上火或伤阴。

古人的应用

　　《伤寒论》中有记载："少阴病，脉沉者，急温之，宜四逆汤。"东汉张仲景创"四逆汤"（附子、干姜、甘草）救治阴寒内盛、四肢厥逆的危重症患者，称为"回阳救逆第一方"。

　　《千金要方》中有记载："吴茱萸主温中下气，止痛，咳逆寒热。"唐代孙思邈用吴茱萸治"厥阴头痛"（巅顶痛伴呕吐）。

本品为樟科植物肉桂的干燥树皮。主产于广西、广东、海南等地。秋季剥皮采收,阴凉处晾干。

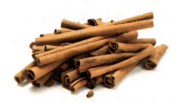

性味归经 辛,甘,大热;归肾、脾、心、肝经。

功能主治 补火助阳,引火归原,散寒止痛,活血通经。本品适用于腰膝冷痛、阳虚眩晕、目赤咽痛、心腹冷痛、虚寒吐泻。

用法用量 内服:煎汤,每次 3～9 克,或入丸、散。外用:适量,研末敷患处。

注意事项 温热病及阴虚阳盛之证、血证、孕妇均忌服。

【诗画本草】

及门楼敬思自粤西远寄浔桂

清·查慎行

隔年一信到何迟,寄我浔州菌桂皮。

已向笥中储上药,只愁天下少良医。

肉桂鸡肝汤

/材料/ 鸡肝 100 克,肉桂 5 克,食盐、料酒各适量。

/做法/ 肉桂浸泡洗净,鸡肝洗净、切片。将肉桂、鸡肝放入炖盅内,撒食盐、淋料酒,隔水加热。待汤沸,拣去肉桂,饮汤吃肝即可。

/功效/ 可止血补血,暖健脾胃。

肉桂粥

/材料/ 肉桂 5 克,大米 50 克,红糖适量。

/做法/ 将肉桂择净,放入药罐中,浸泡 5～10 分钟后,煎煮取汁;加大米煮粥,待粥熟时加入红糖,再煮一二沸即成。

/功效/ 可健脾补肾,散寒。本品适用于脾肾阳虚所致的脘腹冷痛、食欲不振、纳差食少、四肢不温、胃寒呕吐、腰膝冷痛、小便清长、大便溏薄,以及女子虚寒痛经等。

肉桂羊肉汤

/材料/ 羊肉 1000 克,肉桂 10 克,草果 5 个,香菜及调料适量。

/做法/ 将羊肉洗净、切块,肉桂和苹果装入茶包袋,加水炖至沸后,加入胡椒、姜末、食盐、黄酒等。待羊肉炖至熟烂后,去药包,加入葱花、味精及香菜等,再煮一二沸即成。

/功效/ 可健脾温肾。本品适用于脾肾阳虚所致的四肢不温、纳差食少、腰膝酸软、脘腹冷痛等。

本品为桃金娘科植物丁香的干燥花蕾。主产于坦桑尼亚、马来西亚、印度尼西亚,中国主产于广东、海南等地。通常于 9 月至次年 3 月,花蕾由绿转红时采收,晒干。生用。

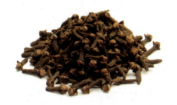

性味归经 辛,温;归脾、胃、肺、肾经。

功能主治 温中降逆,散寒止痛,温肾助阳。

用法用量 煎服,1～3 克。外用适量。

注意事项 热证及阴虚内热者忌用。畏郁金。

【诗画本草】

六绝·奏事口含鸡舌香

宋·曾丰

奏事口含鸡舌香,仙宾俄又作仙郎。

汉留不住王中散,又驾仙风出帝乡。

丁香粥

/材料/　丁香 5 克,粳米 100 克,生姜 3 片,红糖适量。

/做法/　将丁香择净,放入药罐中,浸泡 5～10 分钟后,煎煮取汁;加大米煮粥,待沸时加入红糖、姜末等,煮至粥熟即成。或将丁香 1 克,研为细末,待粥沸时与姜末、红糖同入粥中,煮至粥熟服食。

/功效/　可温中降逆,温肾助阳。本品适用于胃寒呕吐、呃逆食少、腹痛腹泻、阳痿阴冷、寒湿带下等。

丁香茶

/材料/　丁香 5 克,茶叶、红糖各适量。

/做法/　将丁香、茶叶、红糖一同放入茶杯中,冲入适量沸水,浸泡片刻即可饮用。

/功效/　可温中暖胃,降逆止呕。本品适用于脘腹冷痛或呃逆等。

丁香炖雪梨

/材料/　丁香 4 粒,雪梨 1 个,冰糖适量。

/做法/　先把雪梨去皮、去核,切成小块,放入炖盅,再加入丁香和冰糖,倒入约八分满的开水,炖约 2 小时即可。

/功效/　丁香性温,此汤加入雪梨,具有温中祛寒、暖胃止呕的功效。

　　本品为木兰科植物八角茴香的干燥成熟果实。主产于广西、广东、云南、贵州等地。秋、冬两季果实由绿变黄时采收,置沸水中略烫后干燥或直接干燥。

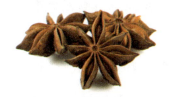

性味归经 辛,温;归肝、肾、脾、胃经。

功能主治 温阳散寒,理气止痛。本品适用于寒疝腹痛,肾虚腰痛,胃寒呕吐,脘腹冷痛。

用法用量 煎服,3～6克。

注意事项 阴虚火旺者禁服。

【诗画本草】

金陵怀古

宋·宋无

官磗卖尽雨崩墙,苜蓿秋红满夕阳。

玉树后庭花不见,北人租地种茴香。

药膳食疗方

八角茴香粥

/材料/　八角茴香 5 克,粳米 100 克,食盐适量。

/做法/　将八角茴香研成细末。在锅中加入清水,将粳米煮成粥。把八角茴香粉调入粥中食用,可加适量食盐调味。

/功效/　可健脾开胃,行气止痛。

八角茴香水

/材料/　八角茴香油 20 毫升,料酒 570 毫升。

/做法/　取八角茴香油加料酒,搅拌溶解后,缓缓加入 100 毫升水,随加随搅拌,再加入适量滑石粉,搅拌,过滤后即得八角茴香水。

/功效/　可温中散寒,理气止痛。

3. 八角茴香鸡

/材料/　土鸡一只(约 1500 克),八角 10 克,小茴香 5 克,姜、生抽、油、盐适量。

/做法/　土鸡去内脏,填入辅料,蒸 40 分钟左右即可。

/功效/　可散寒止痛,理气和胃。

本品为伞形科植物茴香的成熟、干燥果实。全国各地都有种植。秋季果实初熟时采割植株,晒干。

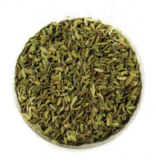

性味归经 辛,温;归肝、肾、脾、胃经。

功能主治 散寒止痛,理气和胃。用于寒疝腹痛、睾丸偏坠、痛经、少腹冷痛、脘腹胀痛、食少吐泻。

用法用量 煎服,3～6克。外用适量。

注意事项 热证及阴虚火旺者禁服。

【诗画本草】

和柳子玉官舍十首之茴香

宋·黄庭坚

邻家争插红紫归,诗人独行嗅芳草。

丛边幽蘁更不凡,蝴蝶纷纷逐花老。

小茴香粥

/材料/ 小茴香 10 克,粳米 50 克,食盐适量。

/做法/ 将小茴香择净,煎煮取汁,加粳米煮粥,待粥熟时加入食盐等调味品,再煮一二沸即成。

/功效/ 可行气止痛,健脾开胃。本品适用于脾胃虚寒所致的脘腹冷痛、食欲不振、胃肠下垂、乳汁缺乏等。

2. 桂茴酒

/材料/ 桂枝 15 克,小茴香 30 克,枸杞 10 克,白酒 250 毫升。

/做法/ 将桂枝、小茴香、枸杞放入白酒中密封浸泡 1 周后饮用。于月经前 10 天开始,每日 2 次,每次 10～30 毫升,至酒饮完为止。

/功效/ 可温经散寒、活血行滞。本品适用于血虚寒凝之经迟。

茴香红茶

/材料/ 红茶 3 克,小茴香 5 克,红糖 10 克。

/做法/ 向茶壶内放入小茴香及红茶,加入开水,用红糖调味。

/功效/ 可温肾散寒,和胃理气。本品适用于缓解便秘、胃肠胀气和腹绞痛。

五 花椒

本品为芸香科植物青椒或花椒的干燥成熟果皮。中国大部分地区均有种植,以四川的较优质。秋季采收成熟果实,晒干,除去种子和杂质。

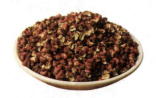

性味归经 辛,温;归脾、胃、肾经。

功能主治 温中止痛,杀虫止痒。本品适用于脘腹冷痛、呕吐、泄泻、虫积腹痛,外用治湿疹瘙痒。

用法用量 3～6克。外用适量,煎汤熏洗。

注意事项 阴虚内热者慎用。

【诗画本草】

花椒

唐·刘子翚

欣忻笑口向西风,喷出元珠颗颗同。

采处倒含秋露白,晒时娇映夕阳红。

调浆美著骚经上,涂壁香凝汉殿中。

鼎铼也应知此味,莫教姜桂独成功。

花椒蒸梨

/材料/　梨 1 个,花椒 6 粒,冰糖少许。

/做法/　将梨洗净,不去皮,从顶端切开后挖空,掏出梨核,放入冰糖和花椒,盖上梨盖,用牙签固定,入锅蒸 30 分钟左右即可。

/功效/　可降压,润肺化痰,开胃,润肠通便。

姜枣花椒汤

/材料/　生姜 30 克,大枣 10 枚,花椒 20 克,红糖适量。

/做法/　将姜、枣、花椒水煎取汁,加入红糖烊化后饮服。

/功效/　可温经散寒止痛。本品适用于寒凝气滞、经行不畅、色黯有块、畏寒肢冷等症所致的痛经。

香酥花椒芽

/材料/　花椒芽 250 克,鸡蛋 1 个,面粉、干炸粉、食盐、大豆油各适量。

/做法/　将花椒芽洗净后装盘备用。往干炸粉中加入等量的面粉,再加入一些水和适量的食盐,顺时针打匀成糊状,再加入 1 个鸡蛋再次搅匀备用。锅中倒入少许大豆油,夹 1 个花椒芽蘸上和好的面糊,放入八成热的油锅中炸熟即可出锅。

/功效/　可驱虫、散寒、止痛。

本品为胡椒科植物胡椒的干燥近成熟或成熟果实。主产于广西、广东、云南等地。秋末至次春，果实呈暗绿色时采收，晒干，为黑胡椒；果实变红时采收，用水浸渍数日，擦去果肉，晒干，为白胡椒。

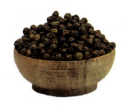

性味归经 辛，热；归胃、大肠经。

功能主治 温中散寒，下气，消痰。本品适用于胃寒呕吐、腹痛泄泻、食欲不振、癫痫痰多。

用法用量 0.6～1.5克，研粉吞服。外用适量。

注意事项 阴虚内热者慎用。

【诗画本草】

题东坡与佛印帖

金·赵秉文

鲁公食粥已数月，苏子探囊无一钱。

身后胡椒八百斛，尔曹堪笑亦堪怜。

药膳食疗方

胡椒猪肚汤

/材料/　胡椒 10 克,高良姜 10 克,猪肚 1 个(约 500 克),盐 5 克。

/做法/　将姜切细片,胡椒研碎,猪肚去脂膜洗干净。将胡椒、高良姜放入猪肚内,两端扎紧,放入锅中,加适量清水。先用武火煮沸后,再用文火炖至烂熟,加入盐调味即可。

/功效/　可补气养血,散寒暖胃。

胡椒粥

/材料/　胡椒 5 克,粳米 50 克,食盐适量。

/做法/　将胡椒择净,放入药罐中,浸泡 5～10 分钟后,水煎取汁,加粳米煮粥,待粥熟时加入食盐等调味品,再煮一二沸即成。

/功效/　可温中散寒,健胃止痛。本品适用于脾胃虚寒所致的脘腹冷痛、食欲不振、四肢不温等。

黑胡椒牛肉汤

/材料/　黑胡椒 15 克,牛肉 750 克,大料 10 克,盐、味精各适量。

/做法/　牛肉挑去筋膜,洗净,切成大块。胡椒、大料洗净,与牛肉一起放入锅内,加适量清水,用武火煮沸后,再用文火煲 2 小时,加入盐、味精调味即可。

/功效/　温中散寒,理气和胃。

第四节　理气药

理气药是一类具有调理气机、疏畅气滞作用的中药，主要用于治疗气机不畅引起的各种病症，如胸胁胀痛、脘腹胀满、嗳气吞酸、恶心呕吐、食欲不振等。这类药物通过行气解郁、疏肝理气、降逆止呕等作用，帮助恢复气机的正常运行，代表药物有橘红、橘皮、刀豆、玫瑰花等。理气药多辛香温通，适用于气滞、气逆或肝郁气滞等证候，常与其他药物配伍使用以增强疗效。使用时需辨证施治，避免过量或长期使用导致耗气伤阴。

古人的应用

《金匮要略》中有记载："胸痹心中痞，留气结在胸，胸满，胁下逆抢心，枳实薤白桂枝汤主之。"东汉张仲景系统论述"胸痹"（胸闷心痛），创此方治气滞痰阻之证，开创通阳宣痹法先河。

《本草纲目》中有记载："橘皮苦能泄能燥，辛能散，温能和……同补药则补，同泻药则泻。"李时珍系统总结了陈皮"陈久者良"的特性。

本品为芸香科植物橘及其变种的干燥外层果皮,主产于福建、浙江、广东、广西、江西、湖南、贵州、云南、四川等地。橘子成熟时采收并剥取果皮,去掉橘皮内的白色部分,晒干。

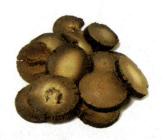

性味归经 辛,苦,温;归肺、脾经。

功能主治 理气宽中,燥湿化痰。用于咳嗽痰多,食积伤酒,呕恶痞闷。

用法用量 煎服,3～10克。

注意事项 阴虚燥咳及气虚咳嗽者不宜服。

【故事趣谈】

苏东坡患有腹痛之疾,久治不愈,十分苦恼。后经人介绍,服用了橘皮煎丸,不久腹痛消失。他高兴异常,赋诗赞曰:"腹疾初愈投橘红。"并自注:"予旧有腹疾,或教服橘皮煎丸,经月良愈。"

橘红粥

/材料/ 橘红 10 克,粳米 100 克。

/做法/ 将橘红择净,放入锅中,加适量清水,浸泡 5～10 分钟后,水煎取汁,加粳米煮粥,待熟即成。

/功效/ 可理气化痰,宽中健胃。本品适用于外感咳嗽、胸闷气促、脘腹胀满等。

橘红糕

/材料/ 橘红 10 克,米粉 500 克,白糖 200 克。

/做法/ 将橘红研成细末,与白糖和匀为馅,米粉以少许水湿润,以橘红为馅做成糕,放入蒸锅中蒸熟,凉后压实,切为夹心方块米糕。

/功效/ 可理气消食,止咳化痰。本品适用于食欲不振、消化不良、咳多等症。

橘红茶

/材料/ 将橘红、代代花、月季花各 5 克。

/做法/ 将橘红、代代花、月季花放入茶杯中,冲入沸水,浸泡片刻,即可饮服。

/功效/ 可行气止痛。本品适用于胃疼痛、脘腹胀满、月经不调、痛经等。

本品为芸香科植物橘及其栽培变种的干熟外层果皮。主产于长江以南地区。果实成熟时采收果皮,晒干或低温干燥。

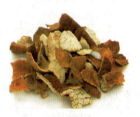

性味归经 苦,辛,温;归脾、肺经。

功能主治 理气健脾,燥湿化痰。本品适用于脘腹胀满,食少吐泻,咳嗽痰多。

用法用量 煎服,3～9克。

注意事项 气虚体燥、阴虚燥咳、吐血及内有实热者慎服。

【诗画本草】

金橘

宋·王十朋

黄柑绿橘未分珍,

琐碎登盘辄献新。

正可呼为木奴子,

不知谁是铸金人。

陈皮粥

/材料/ 陈皮 10 克,粳米 50 克。

/做法/ 将陈皮洗净,切细,水煎取汁,去渣;将粳米淘净,放入锅中,加入陈皮汁及适量清水,煮为稀粥服食。

/功效/ 可行气健脾,化痰降脂。本品适用于痰湿咳嗽、高脂血症等。

陈皮鸭

/材料/ 陈皮 10 克,青鸭 1 只,调味品适量。

/做法/ 将陈皮洗净、切丝;将鸭去毛杂,洗净,放入锅中,加适量清水,稍煮烂后取出,候凉拆去鸭骨。将拆骨鸭胸脯放入容器内,再将炖鸭的原汤加适量奶粉、鸡汤煮沸,加入料酒、酱油、胡椒粉,搅匀后倒入容器内,而后将陈皮放在拆骨鸭上面,上笼蒸 30 分钟即成。

/功效/ 可开胃健脾,利湿降脂。本品适用于脾胃亏虚、纳差食少及高血压、高脂血症等。

橘皮梨子饮

/材料/ 橘皮 50 克,梨 100 克,冰糖少许。

/做法/ 将橘皮洗净、切丝,梨洗净、去核、切块,放入碗中,加橘皮丝和冰糖,放入蒸锅内蒸至梨块熟软即可。

/功效/ 可祛痰、止咳、润肺。本品适用于感冒、咳嗽、咳痰及慢性支气管炎等病症。尤其是秋季肺燥咳嗽者适宜食用。

本品为豆科植物刀豆的成熟种子,主产于四川、湖北、江苏、安徽等地。秋季种子成熟时采收,剥去果壳、晒干,生用。

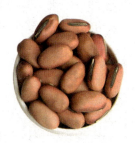

性味归经 甘,温;归胃、肾经。

功能主治 降气止呃,温肾助阳。本品适用于虚寒呃逆、呕吐,肾虚腰痛。

用法用量 煎服,7～9克。

注意事项 胃热盛者慎服。

刀豆粥

/材料/　刀豆 15 克,粳米 50 克,生姜 2 片。

/做法/　将刀豆洗净、捣碎(或炒研末),与淘净的粳米、生姜一起放入砂锅中,加适量清水,用武火煮沸后,改用文火熬煮成稀粥。

/功效/　可温中下气,降逆止呃。本品适用于脾胃虚寒、胃痛呃逆、呕吐、腹痛腹泻。

瘦肉炒刀豆

/材料/　猪瘦肉 100 克,刀豆 150 克,调味品适量。

/做法/　将猪瘦肉洗净、切丝,用葱、姜、椒、淀粉、料酒等浸渍备用。刀豆洗净,切丝;辣椒适量,洗净,切丝。锅中放入适量素油烧热后,下葱、姜爆香,而后下猪瘦肉煸炒,再下刀豆、辣椒等,炒至熟时,下食盐、味精等调味即成。

/功效/　可活血化瘀。本品适用于女子痛经、产后恶露不净、腹痛等。

蒸刀豆

/材料/　刀豆适量。

/做法/　将刀豆洗净,放米饭上蒸熟后用蜂蜜调匀,或以白糖调味后服食。

/功效/　可健脾行气。本品适用于虚寒久痢、腹痛泄泻等。

本品为蔷薇科植物玫瑰的干燥花蕾。主产于福建、山东、江苏、浙江等地。春末夏初，花未开放时采摘，保留花骨朵，低温干燥。

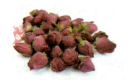

性味归经 甘，微苦，温；归肝、脾经。

功能主治 行气解郁，活血，止痛。本品适用于肝胃气痛、食少呕恶、月经不调、跌扑伤痛。

用法用量 煎服或泡服，3～6克。

注意事项 阴虚火旺者慎用。

【诗画本草】

北园初夏

宋·贺铸

天气清和树荫浓，冥蒙薄雨湿帘栊。

蔫红半落生香在，向晚玫瑰架上风。

玫瑰花粥

/材料/　玫瑰花 3 克,大枣 5 枚,粳米 50 克。

/做法/　将大枣去核,同粳米煮粥,待粥熟时放入玫瑰花,再煮一二沸即成。

/功效/　可疏肝解郁。本品适用于胁肋胀痛,每因情志变化而痛剧、食欲不振、胸气不舒等。

玫瑰醋

/材料/　玫瑰花、醋各适量。

/做法/　将玫瑰花瓣浸入醋中,静置 1 周,取其滤液,兑入适量清水,即成美容液。用此液早晚洗面擦颈。

/功效/　可美容洁肤。适用于粉刺初期的辅助处理。玫瑰花护肤,一般适用于油性皮肤。

玫瑰花玉米西米羹

/材料/　干玫瑰花 10 克,玉米粒 100 克,西米 100 克,冰糖适量。

/做法/　在锅内放入适量清水,大火烧开后放入玉米粒稍煮片刻,再加入西米,煮约 10 分钟后关火。待放凉后,重新开火加热,放入干玫瑰花和冰糖,水开后即关火。

/功效/　可行气,活血,解郁。

本品为芸香科植物枸橼或香圆的干燥成熟果实。主产于浙江、江苏、广东等地。秋季果实成熟时采收,趁鲜切片,晒干或低温干燥。

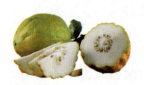

性味归经 辛,苦,酸,温;归肝、脾、肺经。

功能主治 疏肝理气,宽中,化痰。本品适用于肝胃气滞,胸胁胀痛,脘腹痞满,呕吐噫气,痰多咳嗽。

用法用量 煎服,3～10克。

注意事项 阴虚血燥者及孕妇气虚者慎服。

【诗画本草】

庭前香橼花日遇雨口占二首

明·彭年

林径无人尽日闲,

幽禽时弄语关关。

胡床坐对斜阳影,

咏得禽言一破颜。

······

香橼粥

/材料/　香橼 10 克,粳米 100 克,白糖适量。

/做法/　将香橼择净,放入锅中,加适量清水,浸泡 5～10 分钟后,水煎取汁;加粳米煮粥,待粥熟时,加入白糖,再煮一二沸即成。

/功效/　可疏肝理气,和中止痛。本品适用于肝失疏泄、脾胃气滞所致的胸闷、胸痛、胁痛、脘腹胀痛等。

香橼浆

/材料/　鲜香橼 2 个,麦芽糖适量。

/做法/　先将香橼切碎,与麦芽糖一同放入带盖的碗中,隔水蒸数小时,以香橼稀烂为度。

/功效/　可理气宽胸、养心宁神。本品适用于胸中窒塞、时而作痛、痰水较多等。

香橼饴糖

/材料/　鲜香橼 1～2 个,饴糖适量。

/做法/　将香橼洗净,切碎,放入有盖的器皿中,加入适量的饴糖,隔水炖至香橼稀烂。

/功效/　可理气宽中,化痰止咳。老年性慢性支气管炎、痰多、咳喘等需辨证使用。

六 薤白

本品为百合科植物小根蒜或干燥鳞茎。主产于江苏、浙江等地。夏、秋季节采挖,洗净,除去须根,蒸透或置沸水中烫透,晒干。

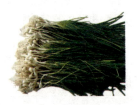

性味归经 辛,苦,温;归心、肺、胃、大肠经。

功能主治 通阳散结,行气导滞。用于胸痹心痛,脘腹痞满胀痛,泻痢后重。

用法用量 煎服,5~10克。

注意事项 气虚无滞及胃弱纳呆者不宜用。

【诗画本草】

访隐

唐·李商隐

路到层峰断,门依老树开。

月从平楚转,泉自上方来。

薤白罗朝馔,松黄暖夜杯。

相留笑孙绰,空解赋天台。

薤白粥

/材料/ 薤白 10 克(鲜者加倍),粳米或白面粉 100 克,葱白 2 茎,生姜 3 片。

/做法/ 将二白、生姜择净,切碎,与白面粉用冷水和匀后,放入沸水锅中,煮成粥糊。

/功效/ 可宽胸止痛,行气活血。本品适用于胸胁刺痛,胸痹心痛,冠心病心绞痛及急慢性痢疾、肠炎等。

糖醋薤白

/材料/ 薤白 500 克,白糖、白醋各适量。

/做法/ 将薤白洗净,晾干。置入密封的容器中,加白糖、白醋。浸泡 10 天后可食用。

/功效/ 可通阳散结。本品适用于寒湿阻胃型腹胀。

薤白炖猪肚

/材料/ 猪肚 1 具,薤白 150 克,薏苡仁适量。

/做法/ 将猪肚、薤白和薏苡仁洗净,再把薤白、薏苡仁混合放入猪肚中,用绳扎住,加水、盐、胡椒,炖至猪肚熟透。

/功效/ 可温补脾胃,散寒行气。本品适用于脾胃虚寒型消化不良。

第五节　补虚药

　　补虚药是一类具有滋补强壮、扶正固本作用的中药，主要用于治疗各种虚证，如气虚、血虚、阴虚、阳虚等引起的乏力、气短、头晕、心悸、失眠、盗汗、腰膝酸软等症状。这类药物通过补气、养血、滋阴、温阳等作用，帮助恢复机体的正常功能，代表药物有人参、黄芪、山药等。补虚药根据功效不同可分为补气药、补血药、补阴药和补阳药，适用于体质虚弱、久病体虚或术后恢复等状况。使用时需辨证施治，避免滥用或误用导致阴阳失衡。

古人的应用

　　《神农本草经》中有记载："人参味甘微寒，主补五脏，安精神，定魂魄，止惊悸，除邪气，明目开心益智。"因其根如人形，称"地精"。

　　《金匮要略》中有记载："产后腹中㽲痛，当归生姜羊肉汤主之。"

本品为五加科植物人参的干燥根。主产于黑龙江、吉林、辽宁。秋季采挖，洗净。园参经晒干或烘干，称"生晒参"；山参经晒干后称"生晒山参"；经水烫、浸糖后干燥，称"白糖参"；蒸熟后晒干或烘干，称"红参"。

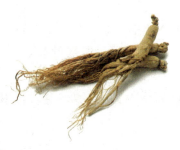

性味归经 甘、微苦，平、微温；归脾、肺、心、肾经。

功能主治 大补元气，复脉固脱，补脾益肺，生津止渴，安神益智。本品适于用气虚为主的证候。

用法用量 3～9克，另煎兑入汤剂服；野山参若研粉吞服，一次2克，一日2次。

注意事项 不宜与藜芦、五灵脂同用。实热证、湿热证及正中气不虚者忌用。

【诗画本草】

宁古塔杂诗　其八

清·杨宾

碧叶翻风动，红根照眼明。

人形品绝贵，闻说可长生。

人参粥

/材料/　人参 3 克,粳米 30～50 克,冰糖少许。

/做法/　将人参切片,粳米淘净,同放锅中加适量清水,武火煮沸后,文火煮至粥熟,待粥熟时调入冰糖,溶化即可服食。

/功效/　可补五脏,益元气,健脾胃。本品适用于中老年人五脏亏虚,气血不足,失眠健忘,心慌气短等。

人参炖乌鸡

/材料/　人参 3 克,乌骨鸡 1 只,桂圆肉 50 克,玉竹 15 克。

/做法/　乌骨鸡宰杀后去毛及内脏,冲洗干净,剁成大块,下入沸水中汆去血水,再放入砂锅内,加入适量的水,放入桂圆肉、人参、玉竹,烧开后用小火炖至熟烂。

/功效/　可大补气血、生津止渴。本品适用于头晕眼花、神疲乏力、失眠。

爆人参山鸡片

/材料/　鲜人参 15 克,山鸡脯 200 克,冬笋 25 克,黄瓜 25 克,蛋清 1 只,调味品适量。

/做法/　将鸡肉洗净,切片;人参洗净,斜切成片;葱、姜切丝。将鸡肉用盐、味精略腌,再裹上蛋清、生粉;锅内放植物油烧至五成热时,放鸡片,用炒勺划散、捞出,沥去油;用鸡汤、盐、味精、黄酒兑成汁水;锅内加油烧至六成热时,放葱、姜片、人参煸炒,再下黄瓜片、鸡片,烹上兑好的汁水,颠翻几下,浇上麻油即成。

/功效/　可大补元气。本品适用于身体衰弱。

二 黄芪

本品为豆科植物蒙古黄芪或膜荚黄芪的干燥根。主产于内蒙古、山西、黑龙江等地。春、秋两季采挖,除去须根和根头,晒干。

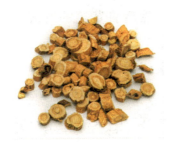

性味归经 甘,微温;归肺、脾经。

功能主治 补气升阳,固表止汗,利水消肿,托毒生肌。本品适用于气虚乏力、食少便溏、气虚水肿、内热消渴。

用法用量 水煎服,9～30克。

注意事项 凡表实邪盛,内有积滞,阴虚阳亢,疮疡初起或溃后热毒尚盛等证,均不宜用。

【诗画本草】

立春日病中邀安国仍请率禹功同来仆虽不能饮

宋·苏轼

孤灯照影夜漫漫,拈得花枝不忍看。

白发敬簪羞彩胜,黄耆煮粥荐春盘。

东方烹狗阳初动,南陌争牛卧作团。

老子从来兴不浅,向隅谁有满堂欢。

……

黄芪粥

/材料/ 黄芪 30 克,粳米 100 克。

/做法/ 将黄芪用冷水浸泡 30 分钟后,煎 30～60 分钟,去掉黄芪药渣,然后将黄芪的汤液加入粳米同煮 30～60 分钟,即成黄芪粥。

/功效/ 可益气健脾,固表止汗。

黄芪炖鸡

/材料/ 黄芪 30 克,鸡 1 只,冬笋片 30 克,食盐、葱、姜各适量。

/做法/ 先将鸡肉用水焯一遍,然后将焯过的鸡肉和黄芪、冬笋片、葱、姜、适量水一起,放入高压锅或者砂锅炖熟后,加入适量食盐,吃鸡肉并喝汤。

/功效/ 可温中健脾,补益气血。

黄芪猴头汤

/材料/ 黄芪 30 克,猴头菌 150 克,鸡肉 250 克,生姜 15 克,小白菜心 20 克。

/做法/ 先将猴头菌洗净,温水泡发;锅烧热后下入猪油,放入黄芪片、姜、葱、鸡肉块;煸炒后,加食盐、绍酒、发猴头菌的水和少量清汤;用武火煮沸后再用文火约 1 小时,下入猴头菌片再煮半小时,撒入胡椒面。先捞出鸡块放在碗底,再捞出猴头菌片盖在上面;汤中下入小白菜心,略煮片刻后舀入碗内即成。

/功效/ 可补气升阳,益气固表。本品适用于体弱易感冒,心悸健忘。

本品为薯蓣科植物薯蓣的根茎。主产于河南和长江以南等地。人们以前普遍认为河南怀庆府产的山药品质最好,因此有"怀山药"一说。采挖后,切厚片,生用或麸炒用。

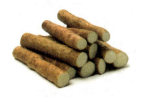

性味归经 甘,平;归脾、肺、肾经。

功能主治 补脾养胃,生津益肺,补肾涩精。本品适用于脾虚食少、久泻不止、肺虚喘咳、肾虚遗精、带下、尿频、虚热消渴。

用法用量 煎服,15～30克。

注意事项 湿盛中满或有实邪、积滞者慎服。

【诗画本草】

山药

元·王冕

山药依阑出,分披受夏凉

叶连黄独瘦,蔓引绿萝长。

结实终堪食,开花近得香。

烹庖入盘馔,不馈大官羊。

山药大枣粥

/材料/ 山药、糯米各 30 克,大枣 10 枚,薏苡仁 20 克,生姜 3 片,红糖 15 克。

/做法/ 将糯米淘净,大枣去核,生姜研末,加水共煮为粥,待粥熟后加入红糖服用。

/功效/ 可补益脾胃。本品适用于脾胃虚弱引起的慢性腹泻,症见久泻不愈、时发时止、大便溏稀、四肢无力等。

山药糕

/材料/ 山药 500 克,豆馅 150 克,金糕 150 克,面粉 60 克,白糖 150 克,香精、青丝、红丝各少许。

/做法/ 将山药洗净,蒸熟,捣泥,加入面粉,搓成面团,铺干,拌匀豆馅,再摆上金糕,撒上白糖、青丝、红丝,切成条状入笼蒸熟即成。

/功效/ 可补脾胃,助消化,增进食欲。本品适用于小儿食欲不振、纳差食少、厌食症等。

山药羊肉汤

/材料/ 山药 50 克,羊肉 500 克,调味品适量。

/做法/ 将羊肉洗净,略划几刀,汆去血水;山药洗净,切块,两者同放锅中,加适量清水及葱、姜、胡椒、黄酒等,武火烧沸后,转文火炖至羊肉烂熟。羊肉取出切片,放入碗中,原汤取汁,加食盐、味精,煮沸后,倒入装羊肉的碗中即成。

/功效/ 可补益脾胃,温中暖下。本品适用于肾脾亏虚之脘腹冷痛、腰膝酸软等。

四 枣（大枣、酸枣、黑枣）

本品为鼠李科植物枣的干燥成熟果实，主产于河北、河南、山东等地。秋季果实成熟时采收，晒干，生用。

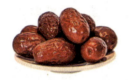

性味归经 甘，温；归脾、胃、心经。

功能主治 补中益气，养血安神。本品适用于脾虚食少，乏力便溏，妇人脏躁，失眠。

用法用量 煎服，6 ～ 15 克。

注意事项 脘腹胀满、食欲不振者不宜食用。

【诗画本草】

绝句

唐·喻凫

银地无尘金菊开，

紫梨红枣堕莓苔。

一泓秋水一轮月，

今夜故人来不来。

大枣粥

/材料/ 大枣 5 个,粳米 100 克,白糖或冰糖少许。

/做法/ 将大枣去核备用。先将粳米淘净,与大枣同放入锅中,加适量清水煮粥,待熟时加入白糖或冰糖,再煮一二沸即成。

/功效/ 可补中益气,养血安神。本品适用于脾胃虚弱,倦怠乏力,血虚萎黄,神志不安,妇女脏躁,精神恍惚,无故悲伤等。

蜜饯红枣

/材料/ 红枣、龙眼肉、蜂蜜各 250 克,姜汁 2 汤匙。

/做法/ 将大枣去核,龙眼肉洗净,同放入锅中,加适量清水,武火烧沸后转文火熬至七成熟时,加姜汁、蜂蜜拌匀,煮熟,起锅装盘,待凉后装入瓶中。每次可吃大枣、龙眼肉各 3～5 枚。

/功效/ 可健脾益气,养心补血。本品适用于胃亏虚所致的食欲不振、面色萎黄、心悸气短等。

红枣蹄汤

/材料/ 红枣 10 枚,猪蹄 250 克,猪皮 100 克,调味品适量。

/做法/ 将大枣去核,猪蹄、猪皮去毛,剁块,同放入锅中,加清水适量,文火炖熟后调味服食。

/功效/ 可滋阴止血。本品适用于气血两虚型贫血、体虚恢复。

本品为蜜蜂科昆虫蜜蜂所酿的蜜。全国各地均有生产。春至秋季采收,滤过。

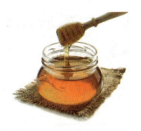

性味归经 甘,平;归肺、脾、大肠经。

功能主治 补中,润燥,止痛,解毒,生肌敛疮。本品用于脘腹虚痛,肺燥干咳,肠燥便秘;解乌头类药毒;外治疮疡不敛,水火烫伤。

用法用量 15 ～ 30 克;冲调或入丸剂、膏剂。外用涂敷。

注意事项 糖尿病、肥胖及血脂高的患者慎服。

【诗画本草】

题·隐君像

元·龚璩

挂冠供白蜜,无药得黄金。

至竟山中相,松风庭院深。

姜汁蜂蜜

/材料/　生姜、蜂蜜各适量。

/做法/　将生姜去皮、洗净、切丝、榨汁,按蜂蜜 2 汤匙配姜汁 1 汤匙的比例混匀,蒸热服食。

/功效/　可和胃止呕。本品适用于噎膈反胃、妊娠呕吐等。

蜂蜜木瓜糊

/材料/　蜂蜜、木瓜各等量。

/做法/　将木瓜研成细末备用。将蜂蜜冲入开水中溶化,加入木瓜粉拌匀饮服。

/功效/　可润燥滑肠,和胃除湿。本品适用于肠燥便秘,暑湿呕吐,肢体沉重等。

蜂蜜蒸红薯

/材料/　红薯 300 克,蜂蜜适量。

/做法/　将洗净去皮的红薯修平整,切成菱形。把切好的红薯摆入蒸盘中,备用。蒸锅内加清水烧开,放入蒸盘。盖上盖,用中火蒸至红薯熟透。揭盖,取出蒸盘,待稍微放凉后浇上蜂蜜即可。

/功效/　可补脾益胃,通利大便。

本品为马科动物驴的干燥皮或鲜皮经煎煮、浓缩制成的固体胶。主产于山东、浙江等地。以山东省东阿县的产品最著名。捣成碎块或以蛤粉炒成阿胶珠用。

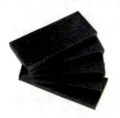

性味归经 甘,平;归肺、肝、肾经。

功能主治 补血滋阴,润燥,止血。本品适用于血虚萎黄,眩晕心悸,肌痿无力,心烦不眠,虚风内动,肺燥咳嗽,劳嗽咯血,吐血、尿血,便血崩漏,妊娠胎漏。

用法用量 5～15克,入汤剂宜烊化冲服。

注意事项 脾胃虚弱、消化不良者慎服。

【诗画本草】

清森阁集·思生

明·何良俊

万病皆由气血生,

将相不和非敌攻。

一盏阿胶常左右,

扶元固本享太平。

阿胶瘦肉汤

/材料/ 猪肉 100 克,阿胶 6 克,食盐少许。

/做法/ 将瘦肉洗净切丝勾芡,锅中放适量清水煮沸后,下肉丝,加食盐,炖至瘦肉熟后,加入碎的阿胶,煮开烊化后服食。

/功效/ 可健脾开胃,益气养血。本品适用于脾胃虚弱、脾不统血所致的贫血及出血。

阿胶牛奶饮

/材料/ 阿胶 10 克,牛奶 150 毫升,白糖适量。

/做法/ 将阿胶加适量清水煮沸烊化,再加入牛奶、白糖炖沸饮服。

/功效/ 可补益气血,养阴生津。本品适用于产后血晕。

阿胶蜜膏

/材料/ 阿胶 100 克,白蜜 200 克。

/做法/ 先取阿胶用水蒸化,加适量清水拌匀,兑入白蜜,用火炼煮至滴水成珠即成。温开水冲饮,或加入稀粥中服食。

/功效/ 可养血益阴,润燥调经。本品适用于阴血亏虚所致的闭经。

本品为伞形科植物当归的干燥根。主产于甘肃、云南、四川、陕西等地,其中甘肃岷县产的当归质量好、产量多。秋末采挖,除去须根及泥沙,待水分稍蒸发后捆成小把,上棚,用烟火慢慢熏干。

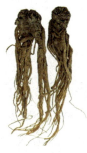

性味归经 甘、辛,温;归肝、心、脾经。

功能主治 补血活血,调经止痛,润肠通便。本品适用于血虚萎黄、眩晕心悸、虚寒腹痛、肠燥便秘、风湿痹痛。

用法用量 煎服,5 ～ 15 克。

注意事项 湿盛中满、大便泄泻者忌服。

【诗画本草】

代书寄吉十一

唐·张说

一雁雪上飞,值我衡阳道。

口衔离别字,远寄当归草。

目想春来迟,心惊寒去早。

忆乡乘羽翮,慕侣盈怀抱。

零落答故人,将随江树老。

药膳食疗方

当归粥

/材料/ 当归 10 克,粳米 100 克,白糖适量。

/做法/ 将当归洗净,放入锅中,加适量清水,浸泡 5 ～10 分钟后,水煎取汁,再加粳米煮粥,待粥熟时加入白糖,再煮一二沸即成。

/功效/ 可活血止痛,补血调经,润肠通便。本品适用于血瘀作痛、痈疽疮疡、血虚头晕、月经不调、产后腹痛。

当归乌鸡汤

/材料/ 乌鸡 1000 克,女贞子 25 克,当归 50 克,桂圆 15 克,盐 5 克。

/做法/ 将乌鸡放入滚开水中,武火煮 3 分钟,取出洗净。将女贞子、当归(切片)、桂圆肉、乌鸡放入器皿内,加入滚开水,中火煮 40 分钟,食用时放盐调味即可。

/功效/ 补血养心,滋阴养虚。

当归山楂茶

/材料/ 当归 9 克,山楂 15 克,红枣 2 个。

/做法/ 把山楂去核,洗净后切片;当归洗净,切段;红枣洗净,去核,切片。将山楂、当归、红枣放入炖锅内,加适量清水。把炖锅放置在武火上烧沸,再用文火炖 15 分钟,加入白糖即成。

/功效/ 可补血,辅助降血压。

　　本品为植物百合的肉质鳞叶,主产于湖南、浙江、江苏、陕西、四川等地。秋季采收,放入沸水中稍微烫一下,干燥。

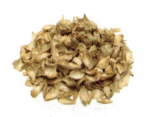

性味归经 甘,寒;归心、肺经。

功能主治 养阴润肺,清心安神。用于阴虚咳嗽、虚烦惊悸、失眠多梦、精神恍惚。

用法用量 煎服,10～12 克。

注意事项 风寒痰嗽、中寒便滑者忌服。

【诗画本草】

咏百合诗

南北·萧察

接叶有多种,开花无异色。

含露或低垂,从风时偃仰。

甘菊愧仙方,从兰谢芳馥。

百合粥

/材料/ 百合 30 克,糯米 100 克,红糖少许。

/做法/ 将百合、糯米洗净后放入水中煮为稀粥,待粥熟时加入红糖。

/功效/ 可健脾养胃。本品适用于胃痛、心下痛、烦躁不寐等。

蜜饯百合

/材料/ 百合 100 克,蜂蜜 150 克。

/做法/ 将百合洗净,放入大碗内,加蜂蜜上笼,用武火蒸约 1 小时,取出,趁热调匀,候冷装瓶。

/功效/ 可润肺止咳。本品适用于肺痨久咳。

冬贝百合肺

/材料/ 麦冬、川贝各 10 克,百合 20 克,猪肺 500 克,生姜 3 片,调味品适量。

/做法/ 将猪肺洗净、切块,将麦冬、川贝、百合装入药布包,加水同炖至猪肺烂熟,去药包,加食盐、味精、葱花等调味即成。

/功效/ 可养阴润肺。本品适用于气阴耗伤所致的咳嗽无力、潮热或手足心热等。

本品为茄科植物枸杞的成熟果实中国主产于宁夏、新疆、甘肃等地。当果实呈橙红色时采收,晒干,生用。

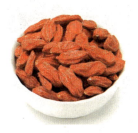

性味归经 甘,平;归肝、肾经。

功能主治 滋补肝肾,益精明目。本品适用于虚劳精亏、腰膝酸痛、眩晕耳鸣、内热消渴、血虚萎黄、目昏不明。

用法用量 6～12克;熬膏、浸酒或入丸、散。

注意事项 外邪实热、脾虚有湿及泄泻者忌服。

【诗画本草】

慈恩寺枸杞

宋·李复

枸杞始甚微,

短枝如棘生。

今兹七十年,

巨干何忻荣。

······

枸杞小米粥

/材料/　枸杞 15 克,小米 100 克,白糖适量。

/做法/　将枸杞择净放入药罐中,浸泡 5～10 分钟后,加小米煮为稀粥,待熟时加入白糖,再煮二沸即成。

/功效/　可补肾益精,滋肝明目。本品适用于肝肾亏虚所致的相关轻症。

枸杞子蒸鸡

/材料/　枸杞 15 克,母鸡 1 只,调味品适量。

/做法/　将母鸡宰杀后去毛杂,洗净、汆透,再将枸杞置于鸡腹中,放入盆内,腹部朝上,而后加入葱、姜、清汤、食盐、料酒、胡椒粉等,盖严、置锅内蒸约 2 小时,去葱、姜,加味精等调味后服用。

/功效/　可补益肝肾。本品适用于肝肾阳虚、精血亏虚。

枸杞果茶

/材料/　枸杞 10 克,龙眼肉、青果各 50 克,冰糖适量。

/做法/　将诸药同置杯中,加冰糖,冲入沸水,浸泡 5～7 分钟后饮服。

/功效/　可血滋阴,润肤美颜。

✚ 黑芝麻

本品为脂麻科植物脂麻的成熟种子。中国各地均有生产,秋季果实成熟时采收,晒干,生用或炒用。

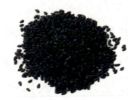

性味归经 甘,平;归肝、肾、大肠经。

功能主治 补肝肾,滋五脏,益精血,润肠燥。本品适用于头晕眼花、耳鸣耳聋、精血亏虚、须发早白、脱发、肠燥便秘。

用法用量 9～15克,入丸、散或水煎服。

注意事项 慢性肠炎、便溏腹泻者忌食。

【诗画本草】

怀良人

唐·葛鸦儿

蓬鬓荆钗世所稀,

布裙犹是嫁时衣。

胡麻好种无人种,

正是归时不见归。

枸杞芝麻糊

/材料/　黑芝麻 300 克,籼米粉 100 克,枸杞 15 克,白砂糖适量。

/做法/　将黑芝麻淘洗干净后,沥水放入锅内炒香,再磨成细末。锅内掺水烧开后,放入黑芝麻末,再加入籼米粉浆搅拌均匀。待烧开后加入白砂糖,搅匀盛碗,撒上少许枸杞即可。

/功效/　对便秘和脱发有一定辅助改善的效果。

芝麻蜜糕

/材料/　黑芝麻 100 克,蜂蜜 150 克,玉米粉 200 克,白面 500 克,鸡蛋 2 个,发酵粉 1.5 克。

/做法/　先将黑芝麻炒香研碎,再加入玉米粉、蜂蜜、面粉、蛋液、发酵粉,加水和成面团,以 35℃保温发酵 1.5～2 小时,上屉蒸 20 分钟即可。

/功效/　可健胃养肝。

芝麻杏仁蜜

/材料/　黑芝麻 500 克,甜杏仁 100 克,白糖、蜂蜜各 125 克。

/做法/　将黑芝麻炒香研末,再将甜杏仁捣成泥,与白糖、蜂蜜共置瓷盆内,上锅隔水蒸 2 小时,离火,冷却。温开水化服。

/功效/　可补肝益肾,润肺止咳。

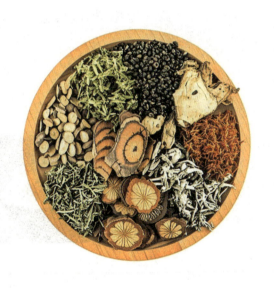

第三章　常见疾病的药食方

第一节　感冒

感冒是一种常见的上呼吸道感染疾病，主要由病毒引起，可通过飞沫或接触传播。常见症状包括鼻塞、流涕、咳嗽、喉咙痛、打喷嚏、头痛和低热等，通常持续 7～10 天。从中医角度来讲，感冒通常分为风寒感冒、风热感冒、暑湿感冒。

1.豆豉姜葱粥

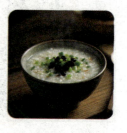

材料 豆豉 20 克，生姜 15 克，鲜葱白 3 根，粳米适量。

做法 先将粳米熬煮成粥，备用。将淡豆豉压烂，生姜切细丝，葱白切碎，三者一起放进白粥中，再加适量食盐调味，拌匀即可食用。

功效 发汗解表，疏散风寒。

2. 苏杏汤

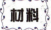 杏仁 10 克,紫苏叶 10 克,生姜

10 克,红糖 10 克。

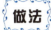 杏仁去皮尖捣泥,与紫苏叶、生姜片煎煮取汁,加

入红糖,煮片刻温服。

 疏风散寒,宣肺止咳。

3. 苏藿茶

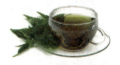

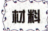 紫苏叶 4.5 克,藿香 4.5 克,薄

荷 4.5 克,荆芥 4.5 克,茶叶 3 克。

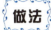 把以上材料研成粗末,用沸水冲泡,即可饮用。

 可预防感冒。

4.淡豉葱白煲豆腐

【材料】淡豆豉 12 克,葱白 15 克,豆腐

2～4 块。

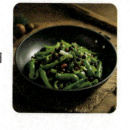

【做法】豆腐加水 1.5 碗,略煮,加豆豉,煎煮至 1 碗水,再

加入葱白,滚开即可出锅。

【功效】发散风寒。

5.青椒炒豆豉

【材料】青椒 250 克,豆豉 250 克,食油

适量,盐适量。

【做法】先分别炒青椒及豆豉,再将青椒与豆豉拌匀略炒。

【功效】辛温发散。

6.薄荷金菊桑竹粥

 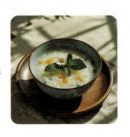 薄荷、金银花、黄菊花各9克,桑

叶、淡竹叶各6克,粳米100克。

 粳米洗净,浸泡30分钟。将薄荷、黄菊花、金银

花、桑叶、淡竹叶放入锅内加水煎煮,去渣取汁。将粳米放

入锅内加入煎取汁液和适量清水,熬煮成粥。

 疏散风热。

7.草鱼米酒姜片汤

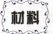 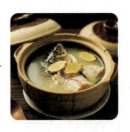 草鱼片200克,米酒、姜片、盐各

适量。

做法 将草鱼片洗净,放入锅内,加适量清水,加入米酒、

姜片,炖至鱼熟,加盐调味。

功效 疏散风寒。

第二节　咳嗽

　　咳嗽是一种常见的呼吸道防御反射,通过快速排出空气来清除呼吸道中的异物、分泌物或刺激物。它通常由感染、过敏、烟雾、灰尘或疾病(如感冒、哮喘、肺炎等)引发。咳嗽分为干咳和湿咳,前者无痰,后者伴有痰液。虽然咳嗽有助于保护呼吸道,但频繁或持续的咳嗽可能提示潜在的健康问题,需及时就医。

药食方

1. 白果小排汤

材料 小排骨 500 克,白果 30 克,调料适量。

做法 小排骨洗净,加黄酒、姜片、水适量,文火焖煮 1.5 小时,白果去壳及红衣,加于汤内,加盐调味,再煮 15 分钟,加味精调匀,并撒上青葱末。

功效 止咳平喘。

2. 杏仁奶茶

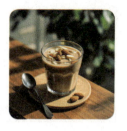

材料 杏仁 200 克,白糖 200 克,牛奶 250 毫升。

做法 杏仁去皮尖,磨细过滤,加白糖,清水,煮沸后加入牛奶。代茶饮。

功效 补肺止咳,润肠通便。

3. 罗汉果肉汤

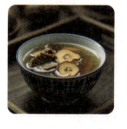

材料 罗汉果 30～60 克,猪瘦肉 100 克。

做法 将罗汉果与猪瘦肉均切成片,加适量清水,煮熟。加适量食盐调味,即可食用。

功效 补虚清肺,润燥止咳。

4. 玉露糕

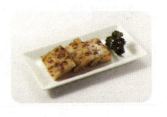

![材料] 天花粉 10 克,葛根 10 克,

桔梗 10 克,绿豆粉 500 克,糖 250 克。

![做法] 天花粉、葛根、桔梗切片,烘干打成细末,与绿豆

粉、白糖和匀,加清水调湿,置饭盒内,武火蒸 30 分钟,取

出后切成若干小块。适量食用。

![功效] 清热生津,润肺止咳。

5. 三子养亲茶

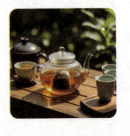

![材料] 紫苏叶 3 克,白芥子 3 克,萝卜

子 3 克。

![做法] 将紫苏叶、白芥子和萝卜子洗净,放入小锅内轻

炒,再击碎,装入生绢小袋中,煮汤。代茶饮。

![功效] 止咳平喘,理气化痰。

6. 鸭梨乳蜜膏

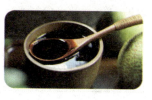

材料 鸭梨、白萝卜各 1000 克，炼乳 300 克，蜂蜜 250 克，甜杏仁 50 克，生姜 15 克。

做法 将梨、萝卜、杏仁、姜去皮，洗净，分别榨汁备用。将梨、萝卜、杏仁汁同放锅中，文火浓缩后加入炼乳、蜂蜜及姜汁，续熬至沸，候温装瓶。每次 1～2 汤匙，用温开水或米汤冲服。

功效 润肺止咳，养阴清热。

7. 枇杷薏苡仁粥

材料 鲜枇杷叶 10 克，薏苡仁 100 克，枇杷 2 个。

做法 将枇杷洗净，去核，切成小丁；鲜枇杷叶洗净，切成碎片，放入锅中，加适量清水，煮沸 10 分钟后，捞去叶渣，加入薏苡仁、枇杷煮粥。

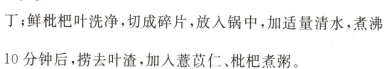

功效 清热润肺，化痰止咳。

第三节　腹泻

　　腹泻,以频繁的稀便或水样便为特征,常常伴随着腹部绞痛、急迫感和不适。它可能由多种因素引起,包括病毒、细菌感染、食物中毒、饮食不当、药物反应、肠道疾病或压力等。腹泻是身体试图迅速排除有害物质的自然反应,但若持续时间过长,可能导致脱水与电解质失衡,需及时补充水分和电解质,并在必要时寻求医疗帮助。

1. 豆蔻粥

 肉豆蔻 1 枚,粳米 100 克。

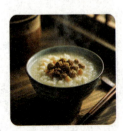

 肉豆蔻去壳,研末。粳米煮粥,熟后加入肉豆蔻末,搅匀顿服。

 温中,理气止痛。

2. 烤五香鹅

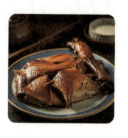

材料 肥鹅肉 750 克,干姜 6 克,吴茱萸 3 克,肉豆蔻 3 克,肉桂 2 克,丁香 1 克,调料适量。

做法 将鹅肉切块,5 味药共研细末,涂在鹅肉块表面,把鹅肉放入调好的酱油、黄酒、白糖、味精中。浸泡 2～3 小时后,放入烤箱内,以文火烤 15 分钟左右。翻过来再烤 15 分钟左右。

功效 温补脾肾,固涩止泻。

3. 芡实金樱粥

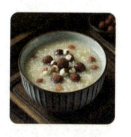

材料 粳米 100 克,芡实 20 克,金樱子 15 克,白糖 20 克。

做法 金樱子去内核,与芡实同入砂锅水煎,去渣取汁,入米煮粥,粥熟加白糖,即可食用。

功效 补肾固精,健脾止泻。

4.扁豆花馄饨

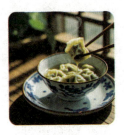

材料 白扁豆花适量,猪肉适量,面适量,调料适量。

做法 摘取正开之白扁豆花(勿洗),以滚水烫过,与猪肉、葱(1 根)同剁为泥;用胡椒(7 粒)炸油拌入,并加酱油汁适量,搅匀为馅;再用烫豆花汁和面,包作小馄饨,煮熟即可食用。

功效 温中暖胃,除湿止泻。

5.薏苡仁莲子粥

材料 薏苡仁 30 克,莲子肉 30 克,冰糖适量,桂花适量。

做法 莲子去皮、芯;薏苡仁加水先煮,加入莲子肉,粥熟后加入冰糖、桂花,即可。

功效 利水健脾,止泻,安神。

6. 山药鸡肫

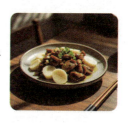

材料 鸡肫 250 克,鲜山药 100 克,青豆 30 克,鸡汤 50 克,调料适量。

做法 将新鲜鸡肫洗净,切成薄片;生姜洗净,不去皮,切成姜末;葱洗净,切成葱花;鲜山药洗净、煮熟,切成片。将鸡肫片用精盐、料酒、胡椒粉拌匀上味。再用酱油、白糖、味精、鸡汤、湿淀粉勾兑成汁。把锅烧热,用油滑锅后注入菜油,待烧至六七成热时,下入肫片划散,再用漏勺沥去油。锅内留底油约 50 毫升,下姜末,煸香后入青豆、山药片,翻炒数下,倒入兑好的汁勾芡翻匀,撒上葱花,淋上香油,起锅装盘即成。

功效 健脾和胃,开胃进食,消食化积,固肠止泻。

7. 鲜美三文鱼粥

材料 鸡肫 250 克,鲜山药 100 克,青豆 30 克,鸡汤 50 克,调料适量。

做法 将三文鱼洗净后,放入蒸锅中蒸熟,取出后,切成小块。锅中倒入清水,大火煮至沸腾,加入米饭、三文鱼块和盐,以小火煮熟即可。

功效 养护肠胃,增强免疫力。

第四节　便秘

便秘是指排便困难、排便次数减少或粪便干硬的情况,通常伴随排便费力、排便不尽感或排便间隔时间延长。常见原因包括饮食纤维摄入不足、水分摄入过少、缺乏运动、压力过大或某些药物的副作用。长期便秘可能引发腹胀、腹痛等不适,严重时甚至导致痔疮或肛裂。改善便秘可通过增加膳食纤维摄入、多喝水、规律运动及养成定时排便习惯等方式。若症状持续,建议就医排查潜在疾病。

药食方

1. 紫苏麻仁粥

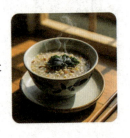

材料 紫苏 10 克,火麻仁 15 克,大米 50～100 克。

做法 将紫苏、火麻仁捣烂,加水研细,过滤取汁,与粳米同煮粥,即可。

功效 润肠通便。

2. 麻仁栗子糕

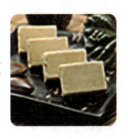

材料 栗子粉 30 克,玉米粉 30 克,芝

麻仁适量,火麻仁适量,红糖适量。

做法 将芝麻仁淘净,沥去水分,炒香;把火麻仁研成粉

末。将其放入盆内拌匀,再加入栗子粉、玉米粉、红糖,用

水和匀,做成糕坯,上笼武火蒸 15～20 分钟。

功效 补肾润肠。

3. 郁李仁炒鸡丁

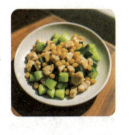

材料 郁李仁 15 克,鸡胸肉 200 克,青

瓜 50 克,调料适量。

做法 将鸡肉切丁码味上浆后用滑油至熟。锅中底油烧

热下入青瓜、鸡丁、郁李仁、盐、味精,烹料酒勾芡即可。

功效 润肠通便。

4. 郁李仁粥

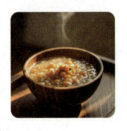

材料 郁李仁 15 克,粳米 50 克。

做法 郁李仁捣烂水研,绞取药汁,或

捣烂后煎汁去渣,与粳米一起放入砂锅内,加水煮成稀粥。

功效 利水消肿,润肠通便。

5. 花粉决明子粥

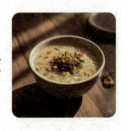

材料 天花粉 25 克,决明子 25 克,粳

米 50 克,红糖适量。

做法 先将天花粉、决明子放入适量清水中,煎煮 20 分

钟后,去渣取汁;再加粳米煮成粥,加适量红糖即可。

功效 泻热导滞,润肠通便。

6.杏仁当归猪肺汤

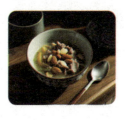

材料 杏仁 15 克,当归 20 克,猪肺 300 克,调料适量。

做法 将猪肺洗净切片,在沸水中焯一下捞起;与杏仁、当归同入砂锅内,加适量清水,煮熟后调味即可。

功效 温通开秘。

7.凉拌牛蒡魔芋丝

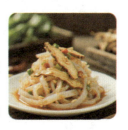

材料 牛蒡丝 80 克,魔芋丝 20 克,腌渍黄萝卜丝 5 克,红椒丝 10 克,罗勒 3 克,香油、三岛香松、盐适量。

做法 牛蒡丝泡醋。将牛蒡丝、魔芋丝、红椒丝用沸水氽烫,捞出放凉,和黄萝卜丝混匀,再装盘。加香油、罗勒、三岛香松和盐,拌匀即可。

功效 排毒养颜,改善便秘。

第五节　高血压

高血压是一种常见的慢性疾病,指血液在血管中流动时对血管壁产生的压力持续高于正常水平,通常收缩压≥140毫米汞柱和/或舒张压≥90毫米汞柱。长期高血压会增加心脏负担,损害血管,导致心脏病、脑卒中、肾脏疾病等严重并发症。其成因包括遗传、不良生活习惯(如高盐饮食、缺乏运动)、肥胖、压力等。早期可能无明显症状,因此定期监测血压至关重要。通过健康饮食、适量运动、戒烟限酒及必要的药物治疗,可以有效控制血压,降低并发症风险。

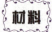

1. 芹菜粥

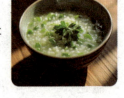

材料　鲜芹菜(根、茎、叶)300 克,大米 50 克,高汤、盐、味精各适量。

做法　将芹菜洗净后切碎,将大米洗净后放入砂锅内,加适量清水,煮至半熟时,加入芹菜,小火慢煮成粥即可。

功效　平肝清热,辅助降血压。

2. 夏枯草绿茶

 夏枯草 1 棵,绿茶、蜂蜜少许。

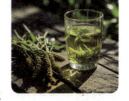

 将夏枯草切成小段,与绿茶混

匀冲泡,焖约 10 分钟后,可加适量红糖或蜂蜜饮用。

 清热平肝,降血压。

3. 夏枯草煲猪肉

 夏枯草 20 克,瘦猪肉 50 克。

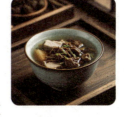

 将夏枯草、瘦猪肉(切薄片),放

入锅内,用文火煲汤。

 清肝热,散郁结,辅助降血压。

4. 决明子罗布麻茶

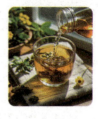

 决明子 12 克,罗布麻 10 克。

 决明子炒至微香,与罗布麻同放杯

中,用沸水浸泡。代茶饮用。

 清热平肝,辅助降血压。

5. 罗布麻蜂枣羹

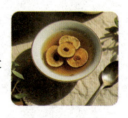

 罗布麻叶 10g,蜂蜜 30g,大枣

15 枚。

 将罗布麻洗净,切成粗碎片,放入多层纱布袋中,

扎紧袋口后,与洗净的大枣一同放入砂锅,加水浓煎 2 次,

每次 20 分钟。除去药袋,将 2 次的煎汁及大枣放入杯中,

趁温热调入蜂蜜,拌匀即可。

 平肝,降压降脂,润肠。

6.山楂消脂饮

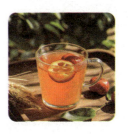

材料 鲜山楂 30 克,生槐花 5 克,荷叶 15 克,决明子 10 克,白糖适量。

做法 将鲜山楂、生槐花、荷叶、决明子一同放入锅内煎煮,待山楂将烂时,碾碎,再煮 10 分钟,去渣取汁,加入白糖,即可。

功效 辅助降压降脂。

7.香芹炒豆干

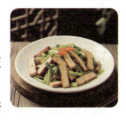

材料 芹菜 4 根,豆干 2 块,蒜 1 瓣,辣椒 1/4 根,色拉油、米酒、香油、盐、白糖各适量。

做法 将芹菜洗净,切段;豆干切片;蒜去皮,切末;辣椒洗净,切片。锅内放油,加热,爆蒜末和豆干片。加芹菜段、辣椒片、米酒、盐、白糖和香油,拌炒均匀即可。

功效 辅助降压降脂。

第六节　贫血

贫血是指血液中红细胞数量减少或血红蛋白浓度低于正常值,导致血液携氧能力下降的一种常见病症。其主要症状包括面色苍白、乏力、头晕、心悸、气短等,严重时可能影响心脏功能和身体各器官的供氧。贫血的成因多样,包括铁、维生素 B_{12} 或叶酸等营养素缺乏、慢性失血、遗传性疾病(如地中海贫血)、骨髓功能障碍等。预防贫血应注意均衡饮食,确保摄入足够的铁、蛋白质和维生素,定期体检,以及及时处理可能导致贫血的疾病或状况。

1. 龙眼枸杞粥

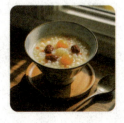

材料 龙眼肉 15 克,枸杞 10 克,红枣 4 个,粳米 100 克。

做法 桂圆肉、枸杞、大枣、粳米分别洗净。将砂锅置中火上,倒入清水,加粳米煮 10 分钟后,再加桂圆肉、枸杞、大枣,煮成稀粥。

功效 养心安神,健脾补血。

2. 阿胶羊肝

材料 阿胶 15 克,鲜羊肝 500 克,水发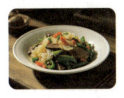
银耳 3 克,青椒片 3 克,白糖 5 克。

做法 将阿胶和白糖蒸化;羊肝切成片,加入干淀粉搅拌
均匀;盐、酱油、味精、胡椒粉、淀粉勾兑成汁;大火翻炒羊
肝片,倒入漏勺内沥去油。炒锅内留少许底油,爆锅后加
入青椒、银耳,烹入绍酒,倒入滑好的肝片、阿胶汁,翻炒几
下,再把兑好的芡汁倒入锅内,翻炒均匀,加香油即成。

功效 滋阴润燥,补血养肝。

3. 当归羊肉汤

材料 羊肉 250 克,山药 30 克,当归、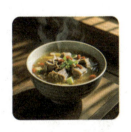
生姜各 15 克,香葱段、黄酒、盐各适量。

做法 山药洗净,切块;当归洗净,用
水浸软,切片;生姜洗净,切片;羊肉剔筋膜,略汆,去血水
捞出,切片。山药、当归、生姜、羊肉放入砂锅,加水、黄酒,
大火烧开后去浮沫,转小火炖至羊肉熟烂,再加盐、香葱段
调味食用。

功效 益气、补血、养心。

4. 人参蒸甲鱼

材料 人参 10 克,红枣 10 颗,麦冬 9

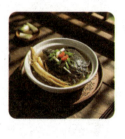

克,丹参 10 克,甲鱼 500 克,葱 10 克,调

料适量,鸡汤 300 毫升。

做法 把人参润透后切片,红枣去核,麦冬去心,丹参润

透后切片,姜切片,葱切段,甲鱼洗净,斩去头、爪,除去内

脏,把人参、红枣、麦冬、丹参放在甲鱼身上,抹上料酒、酱

油、盐,盖上鳖甲,加入姜、葱、鸡汤。把甲鱼放入蒸笼内,

开武火,水开蒸 35 分钟即成。

功效 滋阴补肾,补气补血。

5. 党参熟地瘦肉汤

材料 党参 15 克,枸杞 15 克,熟地黄

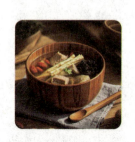

15 克,陈皮 5 克,瘦肉 250 克。

做法 瘦肉洗净切块,与洗净的党参、

枸杞、熟地黄、陈皮一起放入砂锅,加适量清水,大火煮沸,

撇去浮沫,再用小火熬煮 60～90 分钟,加入食盐即可。

功效 补益气血。

6. 红枣糕

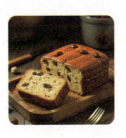

材料 红枣 150 克,糯米粉 150 克,白糖 50 克。

做法 将红枣洗净,去核入笼蒸熟,捣成泥状备用。红枣泥内加入糯米粉、白糖一起搅拌均匀。上笼蒸 15 分钟至熟,切成菱形块即可食用。

功效 补气养血,健脾益胃。

7. 猪肝汤

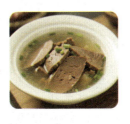

材料 猪肝 300 克,小白菜段适量,盐、米酒、淀粉、香油、姜丝各适量。

做法 猪肝洗净,切片,加淀粉拌匀后汆烫,捞出备用。锅中放入 3 杯水烧开,水开后投入小白菜、盐、姜丝,最后加入猪肝,烧沸后关火。淋上米酒和香油即可。

功效 补血养肝。

第七节 痛经

痛经，医学上称为"月经痛"或"经期疼痛"，是指在月经期间或前后出现的下腹部疼痛，可能伴有腰酸背痛、头痛、恶心、呕吐、腹泻或便秘等症状。痛经一般分为原发性痛经和继发性痛经两种类型。原发性痛经通常无明显的生殖系统疾病，多见于青少年女性，与月经周期中前列腺素水平的升高有关；而继发性痛经则是由生殖系统的疾病引起的，如子宫内膜异位症、子宫肌瘤等。痛经的治疗方法包括药物治疗、热敷、按摩、针灸以及生活方式的调整等。如果痛经严重影响日常生活，应及时就医。

药食方

1. 山楂蒲黄灵脂饮

材料 山楂 20 克，蒲黄 15 克，五灵脂 6 克，青皮 10 克，红糖 50 克。

做法 将山楂、蒲黄、五灵脂、青皮分别拣去杂质，洗净，同放入锅中，加水浓煎，取汁，加入红糖，煮沸即可。

功效 活血化瘀，温经止痛。

2. 姜艾薏苡仁粥

 干姜、艾叶各 10 克,薏苡仁 30 克。

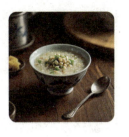

 将干姜、艾叶水煎取汁,再将薏

苡仁加水煮粥至八成熟,入药汁同煮至熟即可。

 温经散寒,祛瘀止痛。

3. 桃仁粥

 桃仁 10 克,粳米 100 克。

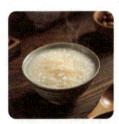

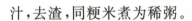 将桃仁捣烂如泥,加水研磨成

汁,去渣,同粳米煮为稀粥。

 活血通经,祛痰止痛。

4. 姜黄鸡蛋

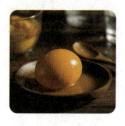

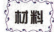鲜姜黄 20 克,鸡蛋 5 枚。

鸡蛋水煮后去壳,与姜黄共煮,

取鸡蛋与甜酒同服。

功效理气活血,止痛。

5. 姜黄瘦肉汤

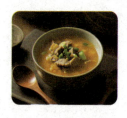

鲜姜黄 20 克,瘦肉 100 克。

先将姜黄洗净切成小片,瘦肉

洗净切成小块,两味食材一起放入锅中,加适量清水;用小

火炖至肉烂,用少量盐调味。

功效温中散寒,活血止痛。

6. 当归牛肉胶

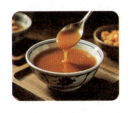

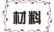 当归 250 克,牛肉 2000 克。

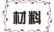 将当归洗净,牛肉洗净切块,一同放入大砂锅中,加清水浸没,武火烧开,加黄酒 4 匙,文火炖 5 小时至肉烂,捞出当归,牛肉捣碎散于汤中,文火煨 1 小时,至肉汁变浓成胶状即可。冷却装瓶,每隔 3～4 日蒸 1 次。每日 2～3次,每次 1～2 匙,饭后冲服。

 健脾暖胃,补血活血,温中止痛。

7. 马鞭草炖猪蹄

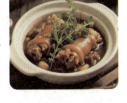

 马鞭草 30 克,猪蹄块、料酒、盐各适量。

 将马鞭草装入纱布袋。油锅烧热,放入猪蹄块,烹入料酒、盐翻炒,加适量清水,大火烧沸,放入纱布袋,小火炖煮至熟,去药包。

 行气活血,散瘀止痛。

第八节　失眠多梦

失眠多梦是一种常见的睡眠障碍,表现为难以入睡、睡眠浅、易醒或早醒,且伴有频繁做梦,影响睡眠质量和日间功能。其成因复杂,可能与心理压力、情绪波动、生活习惯、环境因素、身体健康状况等多种因素有关。长期失眠多梦会导致疲劳、注意力不集中、记忆力下降、情绪烦躁等问题,严重时还可能引发或加重焦虑、抑郁等心理疾病。治疗失眠多梦通常需要采取综合措施,包括改善睡眠环境、建立规律的作息习惯、进行放松训练、心理调适等,必要时应在医生指导下使用药物治疗。中医认为失眠多梦多与心脾两虚、肝郁化火、肾阴不足等内在失衡有关,可通过中药调理、针灸等方法进行辨证施治。

助眠小妙招

①睡前1小时洗个温水澡,可舒缓情绪,有助于入眠。

②上床15分钟后仍毫无睡意,可起身做点舒缓的伸展运动,放松肌肉与情绪。

③薰衣草、迷迭香、洋甘菊等精油有助眠效果,可适量喷洒在枕头旁,提升睡眠质量。

药食方

1. 玉竹卤猪心

材料 玉竹 12 克，猪心 500 克，卤汁

适量。

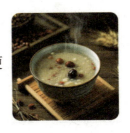

做法 将玉竹洗净，切成节，水泡后煎液 1000 毫升备用。

猪心洗净血水，剖开，放入玉竹液中煮至六成熟，捞出。取

卤水适量，煮沸，加入猪心，小火煮至猪心熟透入味。

功效 养阴生津，宁心安神。

2. 酸枣仁地黄粥

材料 酸枣仁 30 克，生地黄 30 克，粳

米 100 克。

做法 酸枣仁加水研碎、取汁，生地黄取汁，粳米加水煮

粥，粥成后加入枣仁、地黄汁。

功效 养心安神，生津敛汗。

3. 莲子百合粥

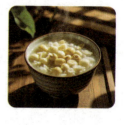

材料 鲜莲子 60 克,鲜百合 60 克,粳米 100 克,冰糖适量。

做法 将备好的鲜莲子、鲜百合及粳米洗净,一同放入砂锅,加适量清水,武火煮开,改文火熬煮成粥。

功效 健脾益肺,清心安神。

4. 猪心酸枣仁汤

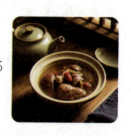

材料 猪心 1 个,茯神、酸枣仁各 15 克,远志 10 克,姜丝、盐、香油各适量。

做法 茯神、酸枣仁、远志一起下锅,用适量水煎 30 分钟,共煎 2 次,混合后去渣留液于锅中。猪心剖开洗净,切片,与姜丝一起放入锅中。烧开后转小火煮至猪心熟透,收汁,加入盐、香油调味即可。

功效 养心安神,健脾益胃。

5. 核桃百合粥

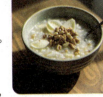

材料 核桃仁、百合各 20 克,大米 50 克。

做法 百合洗净,掰成片;大米洗净,用清水浸泡 30 分钟,备用。将大米、核桃仁、百合片一起放入锅中,加适量清水,用大火煮沸后改用小火,继续煮至大米软烂即可。

功效 补气养血,安神助眠。

6. 芡实茯苓粥

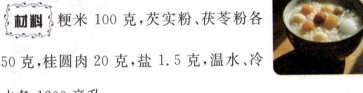

材料 粳米 100 克,芡实粉、茯苓粉各 50 克,桂圆肉 20 克,盐 1.5 克,温水、冷水各 1200 毫升。

做法 将芡实粉、茯苓粉用温水调成糊。粳米淘洗干净,浸泡半小时,控水。锅中加冷水,放入粳米、桂圆肉,用大火烧沸,缓缓倒入芡实茯苓糊,搅匀后用小火熬煮。粥成时,加盐调味,稍焖片刻即可。

功效 健脾,安神。

7. 牛奶炖花生

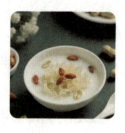

材料 花生仁 100 克,枸杞 20 克,泡发银耳 30 克,牛奶 1500 毫升,冰糖适量。

做法 将银耳、枸杞、花生仁洗净,花生仁放入温水中浸泡。锅中放入牛奶,加入银耳、枸杞、花生仁、冰糖,煮至花生仁熟烂。

功效 镇静安神,健脑益智。

8. 黄花菜粥

材料 干黄花菜 50 克,粳米 150 克,盐、香油各适量。

做法 将干黄花菜洗净,用热水浸泡约 20 分钟,捞出择净。粳米洗净,放入锅中加适量清水,煮至米粒开花时,加入黄花菜、盐、香油,煮至粥熟。

功效 安神助眠,健脑益智。

第九节　口腔溃疡

口腔溃疡,俗称"口疮",是口腔黏膜上出现的浅表性溃疡,通常呈圆形或椭圆形,边缘红肿,中央凹陷,表面覆盖白色或黄色假膜,伴有疼痛感,尤其在进食、说话时加剧。其成因复杂,可能与局部创伤(如咬伤)、免疫力下降、营养缺乏(如维生素 B、铁、锌等)、精神压力、内分泌变化、感染或某些系统性疾病有关。大多数口腔溃疡为良性,7～10天可自愈,但易复发。治疗以缓解疼痛、促进愈合为主,常用方法包括局部涂抹药膏(如含激素或麻醉成分的制剂)、含漱消毒液、补充维生素等。若溃疡频繁发作或长期不愈,需就医排查潜在病因。

止痛小妙招

①含漱盐水:用温开水溶解少量食盐(约 1 茶匙盐＋200 毫升水),每日漱口 3～4 次。

②蜂蜜涂抹:用棉签蘸取少量天然蜂蜜(最好选择麦卢卡蜂蜜),直接涂在溃疡处。

③冰敷镇痛:含一小块冰块或用冰水漱口,短暂麻木神经,缓解剧痛(尤其适合在进食前使用)。

1. 麦冬竹叶茶

 麦冬 15 克,淡竹叶 10 克,绿茶 3 克。

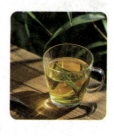

 将麦冬、淡竹叶洗净,和绿茶一起放进杯内。往杯内加入 600 毫升左右的沸水,然后盖上杯盖焖 20 分钟,滤去渣后即可饮用。

 滋阴润肺,生津止渴。

2. 竹叶通草绿豆粥

 淡竹叶 10 克,通草 4 克,甘草 2 克,绿豆 30 克,粳米 100 克。

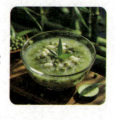

 将淡竹叶、通草、甘草加水煮沸后取汁;粳米、绿豆洗净,浸泡 3 小时。将绿豆、粳米、汁水一同倒入锅中,加水熬粥。

 清热泻火。

3.枣竹灯芯草粥

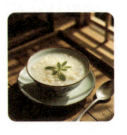

材料 酸枣仁、玉竹各 20 克,灯芯草 6 克,糯米 200 克,冰糖适量。

做法 将酸枣仁、玉竹、灯芯草分别洗净,装入茶包袋中,放入锅中。锅中加入水和糯米,大火烧开转小火煮成粥,捞出茶包袋即可食用。

功效 养阴清火,安神镇静。

4.荷叶冬瓜汤

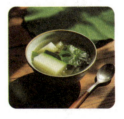

材料 荷叶半张,冬瓜 250 克,盐适量。

做法 冬瓜洗净切块,与荷叶一起加水煲汤,加适量盐调味,待晾凉后喝汤,可吃少量冬瓜。分次少量服用。

功效 清热解暑,生津止渴。

5. 黄连甘草饮

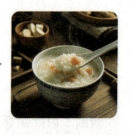

材料 黄连 8 克，甘草、连翘、玄参、玉竹各 5 克，白糖适量。

做法 将黄连、甘草、连翘、玄参、玉竹洗净，放入炖盅内，然后加入适量的清水，用小火蒸煮大约 5 分钟。取汁倒入杯中，加入适量白糖，搅拌均匀，稍凉后即可饮用。

功效 清热泻火。

6. 葛根天花粉粥

材料 葛根 30 克，粳米 100 克，天花粉 30 克，冰糖适量。

做法 将葛根、天花粉用温水略泡，洗净；取锅放入冷水、葛根、天花粉，煮沸约 15 分钟，去渣取汁；加入粳米，先用旺火煮开后改小火，煮至粥成，加冰糖调味，即可食用。

功效 清热去火。

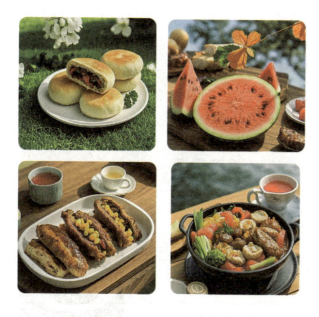

第四章 四季食疗指南

第一节　春季药膳

春季饮食应以养肝、健脾为主。宜多食新鲜蔬菜，如菠菜、韭菜、豆芽等，以补充维生素和矿物质；适量摄入富含蛋白质的食物，如鸡蛋、鱼类，以增强免疫力。少吃油腻、辛辣的食物，避免加重肝脏负担。可适当饮用花茶，如菊花茶、玫瑰花茶，有助于疏肝理气。同时，保持饮食清淡，避免过饱，配合适量运动，促进新陈代谢。

推荐食谱

1.黑芝麻拌菠菜

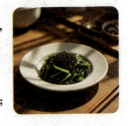

材料 菠菜 200 克，黑芝麻 1 大匙，盐、香油、醋、白糖各适量。

做法 将黑芝麻放入锅中炒香备用；菠菜洗净，切大段。锅中放入适量水和盐，烧滚后放入菠菜焯熟，捞出过凉水沥干，再将菠菜稍攥出水，装盘。最后放入黑芝麻、盐、香油、醋、白糖，拌匀即可。

功效 滋补肝肾，补血养颜。

2. 韭菜炒核桃仁

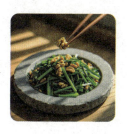

材料 韭菜 100 克,核桃仁 100 克,盐适量。

做法 将核桃仁用油炸黄备用;韭菜洗净,切成段。油锅烧热,放入韭菜段与核桃仁一起翻炒 2～3 分钟,最后加盐即可。

功效 补肾壮阳,润肠通便。

3. 桂花紫山药

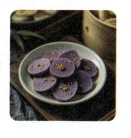

材料 山药 50 克,紫甘蓝 40 克,糖桂花适量。

做法 山药洗净,上蒸锅蒸熟,晾凉去皮,切片;紫甘蓝洗净切碎,用榨汁机榨成汁。将山药片在紫甘蓝汁里浸泡 1 小时至均匀上色,浇上糖桂花即可。

功效 补脾养胃,助消化。

4. 绿豆猪肝糯米粥

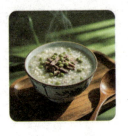

材料 糯米、鲜猪肝各 100 克,绿豆 50 克,盐适量。

做法 将糯米、绿豆洗净;猪肝切碎,备用。糯米、绿豆放入锅中,煲至粥黏稠,放入切碎的猪肝,加盐调味即可。

功效 补肝明目,清热解毒。

5. 桂花黑米粥

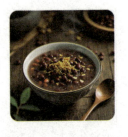

材料 红豆、花生、黑米各 50 克,干桂花 20 克。

做法 黑米、红豆洗净,浸泡 3 小时;花生洗净沥干水分;干桂花清洗备用。将黑米、红豆用中火熬煮至软烂、开花,然后放入花生、干桂花,小火继续煮 20 分钟。

功效 湿补气血。

6.枇杷陈皮汤

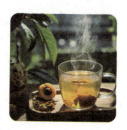

材料 枇杷 6 克,陈皮 10 克,蜂蜜适量。

做法 将枇杷洗净,陈皮洗净,撕成条。将枇杷和陈皮放入砂锅中,加适量清水,大火煮沸后转小火煲 15 分钟,待汤晾至微温,加蜂蜜调味即可。

功效 止咳润肺,降气化痰。

7.枸杞子雪梨酒酿汤

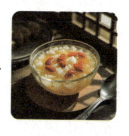

材料 雪梨 1 个,枸杞、白糖、水淀粉、酒酿各适量。

做法 将雪梨去皮切块,枸杞洗净。锅中加适量水,放入雪梨块、枸杞、酒酿、白糖搅拌均匀,大火将水烧开后加入水淀粉,搅拌至汤汁浓稠即可。

功效 滋阴润燥,温和补血。

8.车前子田螺汤

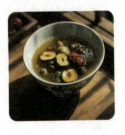

材料 车前子 10 克,田螺 100 克,大枣 2 颗,盐适量。

做法 将车前子洗净,大枣洗净去核;田螺放水中养 2～3 天,排尽废物洗净。将车前子、大枣和田螺放入砂锅中,加入适量清水,大火煮沸后转小火煲 40 分钟,最后加盐调味即可。

功效 清热利湿,利尿通淋。

9.何首乌鸡蛋粥

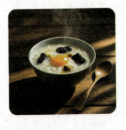

材料 何首乌、粳米各 30 克,鸡蛋 2 个,白糖少许。

做法 粳米洗净,浸泡半小时;何首乌块根洗干净,切片,用淘米水浸泡 3 小时。将何首乌焯煮一下,和粳米一同倒入沸水中;煮至粥稠,放入鸡蛋,加白糖调味。

功效 滋补肝肾。

10. 香椿炒山药

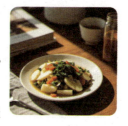

材料 香椿 150 克,山药 200 克,盐适量。

做法 将山药去皮,洗净切片;香椿洗净,焯水后切段。起油锅,先放山药片,炒熟后,再加入香椿,炒至变色,最后加盐调味即可。

功效 健脾开胃。

11. 大枣胡萝卜猪肝汤

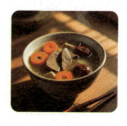

材料 猪肝 100 克,大枣 2 颗,胡萝卜 1 根,姜片、盐、料酒各适量。

做法 将大枣洗净;胡萝卜洗净切块;猪肝洗净切片,用料酒腌制 30 分钟。锅中加水,放入大枣、胡萝卜,大火煮沸后,再放入猪肝、姜片,待猪肝熟透后,加盐调味即可。

功效 养心安神,养肝明目。

12. 玉米须粥

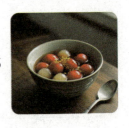

材料 玉米须 3 克,大米 100 克,枸杞适量。

做法 将玉米须、枸杞洗净,大米淘洗干净。将所有材料一同放入锅中,加适量清水,煲成粥即可。

功效 利尿消肿,清热利湿。

13. 樱桃桂圆甜汤

材料 樱桃 30 克,桂圆 30 克,枸杞 15 克,白糖、香菜叶各适量。

做法 将樱桃、枸杞分别洗净;桂圆去壳,取出桂圆肉。将樱桃、桂圆肉和枸杞一同放入锅内,加水煎煮 20 分钟,最后加白糖调味,撒上香菜叶即可。

功效 健脾开胃,养血安神,润肤美容。

14. 花椒拌春笋

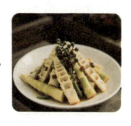

材料 春笋 200 克,干花椒粒 5 克,盐、醋、酱油各适量。

做法 将春笋洗净,剥除硬壳,切条备用。锅中加水烧开,把切好的笋条倒入锅中焯煮至断生,捞出迅速过凉开水,控干水放碗中备用。油锅烧热,放入花椒粒,小火炸出香味,再放入盐、醋、酱油,搅拌均匀,最后浇在春笋上即可。

功效 温中行气,促进消化。

15. 天麻川芎雨前茶

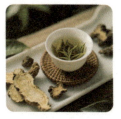

材料 天麻 5 克,雨前茶 5 克,白芷 5 克,川芎 10 克。

做法 将天麻、白芷、川芎三味药加适量水,煎至半碗,去渣后再添 1 碗水,煎至半碗,趁热放入雨前茶。

功效 祛风止痛,缓解头痛。

第二节　夏季药膳

　　夏季饮食应注意清热解暑、补充水分和营养均衡。宜多吃清淡、易消化的食物,如绿豆汤、冬瓜、黄瓜、苦瓜等清热食材,少吃油腻、辛辣的食物,避免加重肠胃负担。同时,应适量补充蛋白质,如鱼、蛋、豆制品,并多吃富含维生素的水果,如西瓜、桃子等。注意饮食卫生,避免食用过量生冷食物,以防肠胃不适。

1.银耳莲子绿豆汤

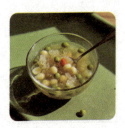

材料 干银耳10克,莲子10克,绿豆、枸杞、冰糖各适量。

做法 绿豆洗净;干银耳泡软去蒂,撕成小块;莲子去心泡30分钟。将上述食材放入锅中,加适量清水,熬煮2小时,加入枸杞、冰糖拌匀即可。

功效 补脾开胃,养心安神,滋阴润肺。

2.百合枇杷羹

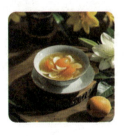

材料 鲜百合 30 克,鲜枇杷 30 克,白

糖适量。

做法 鲜百合、鲜枇杷洗净,一同入锅加水煮熟,食用时

加白糖少许即可。

功效 滋阴润肺,清热止咳。

3.西瓜粳米粥

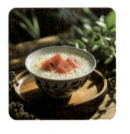

材料 粳米 100 克,西瓜瓤 150 克。

做法 粳米洗净,浸泡半小时;西瓜瓤

切丁。锅内放入粳米,加适量清水,用大火煮沸后,改小火

熬煮至米粒开花,拌入西瓜瓤,再次煮沸即可。

功效 清热利尿,消暑止渴。

4.荔枝大枣粥

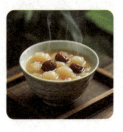

材料 荔枝 30 克,大枣 2 颗,大米 100 克,冰糖 10 克。

做法 荔枝去皮,大枣洗净去核,大米淘洗干净,用冷水浸泡半小时,捞出,沥干水分。锅中放入荔枝肉和大米,加入适量清水,大火烧沸后放入大枣,再改用小火熬煮成粥,加冰糖拌匀,稍煮即可。

功效 开胃益脾,安心宁神。

5.梅子山药

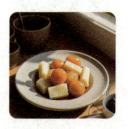

材料 山药 100 克,梅子 2 颗,白醋、白糖各适量。

做法 在碗中放入白糖、白醋、梅子,加温水拌匀。山药去皮,洗净,切块焯熟,放入装梅子的碗中,浸泡 1 小时,冰箱冷藏 1 小时即可。

功效 涩肠止泻,生津止渴。

6. 冬瓜薏苡仁老鸭汤

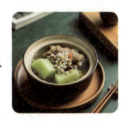

材料 老鸭半只，薏苡仁 50 克，冬瓜 200 克，葱、姜、料酒、盐各适量。

做法 老鸭处理干净，洗净剁块；葱切段，姜切片；冬瓜洗净切块；薏苡仁洗净。鸭肉块放入锅中煮 3 分钟去血水盛出，冲水洗净。锅中倒油，五成热时放入葱段和姜片炒香，再倒入鸭肉块，放料酒去腥，炒变色后放入开水，再放入薏苡仁炖 1 小时，然后放入冬瓜和盐，中火炖 20 分钟即可。

功效 清热解暑，健脾祛湿，滋补养颜。

7. 玫瑰丝瓜汤

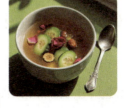

材料 丝瓜 1 根，大枣 6 颗，玫瑰花 5 克。

做法 丝瓜削去硬皮，切成块；玫瑰花用水清洗；大枣洗净。将大枣、丝瓜加水煮约 15 分钟，最后加入玫瑰花再煮 10 分钟即成。

功效 活血散瘀，美颜淡斑。

8. 山药香菇鸡

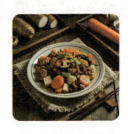

材料 山药 200 克,鸡腿 300 克,胡萝卜 100 克,香菇 50 克,葱花、料酒、盐各适量。

做法 山药、胡萝卜洗净去皮,切滚刀块;香菇泡软,去蒂,划十字刀;鸡腿洗净,剁小块,放沸水中氽烫,去血水后再冲干净。将鸡块放锅内,加入香菇、料酒、盐和适量清水,大火煮沸后改小火,煮 10 分钟后加入胡萝卜块和山药块,煮熟后撒上葱花即可。

功效 健脾养胃,滋阴润肺,补气养血。

9. 姜汁炖蛋

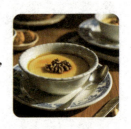

材料 鸡蛋 2 个,姜 1 块,核桃仁 6 克,料酒、冰糖各适量。

做法 选用新鲜的本地鸡蛋和本地姜。姜切片放入锅中煎煮,去掉姜片留姜汁冷却。鸡蛋磕破放入碗中打散,加入冷却的姜汁、冰糖和料酒,搅拌均匀。将碗放入锅中隔水炖 5 分钟后,加入适量核桃仁,再煮 1～2 分钟即可出锅。

功效 温中止呕,温肺止咳。

10. 山楂藕片

材料 莲藕 50 克，鲜山楂 30 克，冰糖 50 克，盐适量。

做法 鲜山楂洗净、去核，放入锅中，加入冰糖和适量水，大火烧开后转小火熬煮，煮至汤汁浓稠后关火，加入少许盐，搅匀作为山楂酱。莲藕洗净去皮切薄片，放入沸水中焯 2 分钟，捞出，过凉水，沥干水分，盛盘，加入煮好的山楂酱，搅拌均匀即可。

功效 开胃健脾，清热生津。

11. 芝麻荞麦凉拌面

材料 荞麦面条 100 克，水发海带、酱油、醋、白糖、白芝麻、盐各适量。

做法 海带洗净，切成细丝；荞麦面条煮熟，捞出过凉水，沥去多余水分，放入碗中，加入少许凉开水、酱油、白糖、醋、盐，搅拌均匀，最后撒上海带丝、白芝麻，拌匀即可。

功效 清热解暑，健脾养胃。

12.陈皮山药小米粥

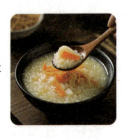

材料 陈皮 20 克,山药 100 克,小米 50 克,白糖 15 克。

做法 将陈皮洗净,山药去皮,切片;小米洗净。将山药、陈皮及小米放入锅中,加入适量清水,用大火煮开,改用小火熬成稠粥,加入白糖,搅拌均匀即可。

功效 理气解郁,化痰消食,生津益肺。

13. 莲子粳米粥

材料 粳米 100 克,莲子 35 克,冰糖适量。

做法 莲子去皮去心,用清水洗净备用。粳米洗净后放入锅中,加入适量的清水,中火熬粥,水烧开后,倒入剥好的莲子,继续中火熬粥,再加适量冰糖,熬至米熟成粥即可。

功效 消暑解烦,祛火安神。

14. 黄芪黄鳝汤

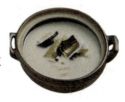

材料 黄鳝 1 条,黄芪 20 克,姜片、盐

各适量。

做法 将黄鳝去骨,洗净,余水,切段入锅,加入水、黄芪、

姜片,大火煮开,转小火煮 1 小时,最后加盐调味即可。

功效 补中益气,祛风通络。

15. 西瓜皮荷叶饮

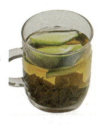

材料 西瓜皮 50 克,干荷叶 30 克,冰糖

适量。

做法 将西瓜皮切成方片,干荷叶撕成小片。将干荷叶、

西瓜皮、冰糖、水全部放入锅中,大火煮开,转小火煮 6 分

钟,最后关火焖 2 分钟即可。

功效 清热解暑,排毒养颜。

第三节　秋季药膳

　　秋季饮食应以滋阴润燥、养肺护胃为主,宜多吃富含水分的食物,如梨、百合、银耳、蜂蜜等,以缓解秋燥;同时适量摄入富含蛋白质和维生素的食物,如鸡蛋、鱼类、豆制品及新鲜蔬菜,以增强免疫力。少吃辛辣、油腻的食物,避免加重秋燥和肠胃负担。此外,可适当食用温补食材,如红枣、山药、莲子等,以调理脾胃,为冬季储备能量。注意饮食规律,避免暴饮暴食,保持身体平衡。

1. 紫薯银耳粥

材料 粳米 100 克,银耳 4 朵,小紫薯 2 个。

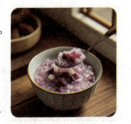

做法 紫薯洗净,去皮切小块;银耳泡发后撕成小片;粳米淘洗干净,沥干水分备用。将粳米加水,用大火烧开后,放入紫薯和银耳,搅拌均匀,烧开后转小火,至粥黏稠即可。

功效 调和脾胃,润肠通便。

2. 土豆肉末粥

材料 粳米 100 克,土豆、猪瘦肉各 50 克,葱、姜、油、盐、味精适量。

做法 粳米淘洗干净,用冷水浸泡半小时,捞出沥干;土豆削皮洗净切丁;猪瘦肉洗净切末;葱、姜洗净切末。炒锅烧热,放入葱、姜末,爆香,将猪瘦肉末放入锅内猛炒,肉变色时,盛起备用。锅中加入冷水,放入粳米,大火烧沸,再加土豆丁、猪瘦肉末、盐,小火熬至粥状,加味精即可。

功效 滋阴润燥。

3. 蒜蓉烧茄子

材料 茄子 2 根,蒜蓉、葱花、大葱末、姜末、盐、酱油、白糖、醋各适量。

做法 茄子洗净去蒂,带皮切成滚刀块;白糖、酱油、醋按一定比例调汁备用。起油锅,放入茄子炸至金黄捞出,油倒出,留一些底油,放入大葱末和姜末爆香,倒入之前调好的料汁,放入茄块翻炒,再放入蒜蓉、盐,翻炒均匀入味,装盘撒上葱花即可。

功效 清热活血。

4. 大枣花生仁炖猪蹄

材料 猪蹄 1 只，花生仁 50 克，大枣

20 克，料酒、米醋、盐各适量。

做法 将猪蹄洗净剁块；花生仁和大

枣洗净，放入冷水中浸泡 1 小时备用。猪蹄块放入滚水中

汆烫 1 分钟，捞出后洗净。将猪蹄块、花生仁、大枣、泡花

生仁的水、料酒、米醋和盐依次放入锅中，加入适量清水，

小火炖至熟烂即可。

功效 益脾胃，生气血，滋补肾精。

5. 白果炒芹菜

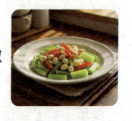

材料 白果 10 克，芹菜 150 克，红甜椒

1 个，盐、葱末、蒜末各适量。

做法 芹菜去叶留茎，抽去老筋，洗净切段；白果洗净；红

甜椒洗净切块。锅内放水烧开，放入白果煮 2 分钟后捞

出；再放入芹菜和少量盐，焯水后捞出。油锅烧热，下葱

末、蒜末炒香，放入芹菜、红甜椒翻炒一会儿，再放入白果

和盐，炒匀即可盛出食用。

功效 敛肺平喘，清热解暑。

6. 百合荸荠雪梨羹

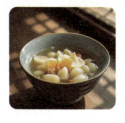

材料 荸荠 20 克,鲜百合 20 克,雪梨 50 克,冰糖 10 克。

做法 将鲜百合洗净,掰成小瓣;荸荠、雪梨分别去皮,切块备用。在锅里加入适量清水,放入冰糖,把荸荠块、雪梨块、鲜百合一起放入锅里,用大火烧开后改用小火,煮 20 分钟即可。

功效 润肺清火,化痰止咳。

7. 麦冬雪梨炖瘦肉

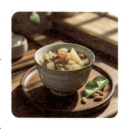

材料 雪梨 1 个,猪瘦肉 200 克,麦冬 10 克,北杏仁 15 克,盐适量。

做法 将麦冬浸软洗净;猪瘦肉剁碎团成肉丸;雪梨去皮洗净切小块;北杏仁洗净。将上述食材放入炖盅中,加入适量清水,炖 2.5 小时,最后加盐调味即可。

功效 生津止渴,润肺止咳。

8. 鱼腥草炒鸡蛋

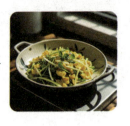

材料 鱼腥草 50 克,鸡蛋 2 个,盐、料酒各适量。

做法 鱼腥草洗净切段;鸡蛋在碗中打散,加少许水搅匀。炒锅倒油烧热,放入鱼腥草段,加适量料酒翻炒,然后倒入打散的鸡蛋液,待凝固后翻炒均匀,最后加盐调味即可。

功效 清热解毒,滋阴润肺。

9. 板栗百合煲鸡脚

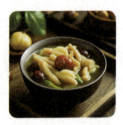

材料 鸡脚 250 克,板栗 100 克,百合 50 克,生姜、蜜枣、盐各适量。

做法 鸡脚洗净,斩成两段,放滚水中煮 5 分钟,取出过冷水;板栗去壳;百合洗净。锅内加水烧开后,放入鸡脚、板栗、生姜、蜜枣,煲 2 小时,加入百合再煲半小时,最后加盐调味即可。

功效 养阴润肺,清心安神。

10. 橄榄蒲公英粥

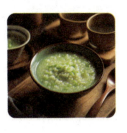

材料 蒲公英 15 克,橄榄 50 克,白萝卜 100 克,粳米 100 克。

做法 将蒲公英、橄榄、白萝卜捣碎,装入纱布袋,放入锅内,加适量清水,煎煮 20 分钟,去渣后与淘洗干净的粳米一同煮粥即可。

功效 清热解毒,消肿止痛。

11. 罗汉果柿饼汁

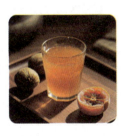

材料 罗汉果 5 克,柿饼 1 个,姜片、冰糖各适量。

做法 罗汉果、柿饼洗净,放入锅内,加适量水,用大火煮沸,放入姜片,转小火煲 1 小时,下冰糖调味,待冰糖溶化后即可食用。

功效 润肺止咳,生津止渴。

12. 杏仁川贝百合粥

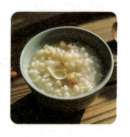

材料 杏仁 30 克,川贝母 15 克,百合 30 克,粳米 50 克。

做法 将杏仁、川贝母、百合洗净,装入纱布袋内,加水煮 1 小时,去渣取汁;粳米洗净。将粳米和药汁一同放入锅中,用中火熬煮 30 分钟,米烂粥稠即可食用。

功效 滋阴养肺,止咳平喘。

13. 蔗汁蜂蜜粥

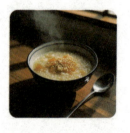

材料 甘蔗汁 100 毫升,蜂蜜 50 毫升,粳米 50 克。

做法 将粳米洗净煮成粥,待粥熟后加入蜂蜜、甘蔗汁,再煮 5 分钟即可。

功效 清热解毒,生津止渴。

第四节　冬季药膳

冬季饮食应以温补驱寒、增强免疫力为主,宜多吃温热性食物,如羊肉、牛肉、鸡肉、红枣、桂圆、生姜等,以驱寒暖身;同时适量摄入富含蛋白质、维生素和矿物质的食物,如豆类、坚果、根茎类蔬菜,可增强体质。少吃生冷、寒凉食物,避免损伤脾胃。此外,可多喝热汤或粥类,如鸡汤、排骨汤、小米粥等,既能补充水分,又能滋养身体。注意饮食规律,避免过度进补,保持营养均衡。

推荐食谱

1. 胡萝卜豆腐虾皮粥

材料 胡萝卜 150 克,粳米 100 克,豆腐 200 克,虾皮 20 克,盐、香油适量。

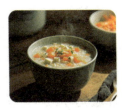

做法 胡萝卜洗净,切丁;粳米洗净,浸泡半小时;豆腐切块,用水浸泡;虾皮用水泡软。粳米用大火烧开,放入胡萝卜丁、虾皮,小火煮至米烂后放入豆腐,煮开后调味。

功效 健脾益胃,滋阴润躁。

147

2. 羊肉萝卜粥

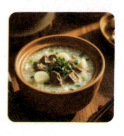

材料 羊肉 500 克，白萝卜、高粱米 150 克，陈皮、葱、姜、黄酒、五香粉、味精、盐、香油适量。

做法 将陈皮洗净，切末；白萝卜洗净、切丁；葱、姜洗净、切末；羊肉洗净，切成薄片，焯去浮油。羊肉与黄酒、五香粉、葱末、姜末、陈皮末同煮至羊肉碎烂，加高粱米和白萝卜丁，温火熬成粥状后调味即可。

功效 温中暖下，补肾壮阳。

3. 枸杞姜枣乌鸡汤

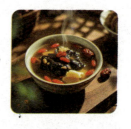

材料 乌鸡 1 只，枸杞 10 克，姜 20 克，大枣 5 颗，葱、料酒、盐各适量。

做法 把乌鸡洗干净，剁成小块，焯水捞出洗净；葱切段、姜切片；大枣、枸杞洗净。把乌鸡块放到锅里，再放入大枣、枸杞、葱段、姜片、料酒，添加足量清水，大火煮开，改用小火炖至乌鸡肉熟烂，最后放入适量盐，搅拌均匀即可享用。

功效 补气养肾，温中散寒。

4.百合紫薯豆浆

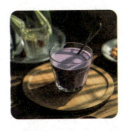

材料 紫薯 1 个,黄豆 50 克,百合适量。

做法 黄豆提前浸泡,紫薯去皮切块,百合洗净。将黄豆、紫薯块、百合放入豆浆机中。在豆浆机中加入适量清水,启动豆浆机,打成豆浆后倒入杯中即可。

功效 理脾健胃,利湿消积。

5.百合炒牛肉

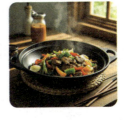

材料 牛肉200 克,干百合 30 克,甜椒 2 个,盐、酱油、淀粉、蒜各适量。

做法 将牛肉切片,加适量盐、酱油、淀粉,抓匀腌制;蒜切末、甜椒切块;干百合提前泡发;在碗中放入剩余的盐、酱油、淀粉和适量的水勾兑成芡汁。锅内倒油,爆香蒜末,放牛肉片翻炒至六分熟,放入甜椒,快熟时放入百合翻炒至熟,最后倒入芡汁调味即可。

功效 养阴润肺,清心安神。

6. 丁香肉桂母鸡汤

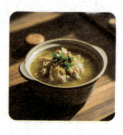

材料 母鸡 300 克,草豆蔻 5 克,丁香 3 克,砂仁 3 克,肉桂 5 克,姜片、葱段、白胡椒、盐各适量。

做法 丁香、肉桂、草豆蔻、陈皮、砂仁分别洗净,放锅内加水煎取药汤。母鸡洗净斩块,油锅下葱段、姜片爆香,加入鸡肉,加入药汤、盐和白胡椒,焖至鸡肉熟即可。

功效 温中散寒,暖胃止痛。

7. 大枣木耳瘦肉汤

材料 猪瘦肉 200 克,木耳 30 克,大枣 3 颗,盐、香菜叶各适量。

做法 木耳泡发洗净,大枣洗净去核;猪瘦肉洗净切片,用盐腌 10 分钟。把木耳、大枣放入锅内,加适量清水,小火煲 20 分钟后,放入猪肉片煲熟,最后加盐调味,撒上香菜叶即可。

功效 滋补润燥,养血益胃。

8. 板栗烧牛肉

材料 牛肉 200 克,板栗 100 克,大枣 5 颗,葱末、姜末、盐、酱油、花椒、草豆蔻、八角各适量。

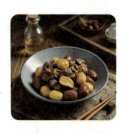

做法 将牛肉切块洗净氽水;板栗去壳。油锅下板栗煸炒至表皮发黄,取出。油锅烧热,放入草豆蔻、八角、花椒,略炒后,倒入牛肉煸炒,再放入盐、酱油、葱末、姜末,炒 20 分钟后捞出,装入汤锅中,加水炖 2 小时。然后,再放入板栗和大枣炖 1 小时,最后用大火收汁即可。

功效 补肾健脾,益胃平肝。

9. 老母鸡白菜汤

材料 老母鸡 1 只,白菜 30 克,枸杞 5 克,盐、料酒、姜片、葱段、葱花各适量。

做法 将白菜洗净,切成片;老母鸡处理干净,氽水捞出冲洗干净。将老母鸡放入锅中,放入姜片、葱段,加水,大火烧开后改小火,鸡肉炖烂时放入白菜、枸杞略煮,再放入盐、料酒,最后拣出姜片、葱段,装入大汤碗内,撒上葱花即可。

功效 养胃生津,利尿通便。

10. 人参枸杞煲土鸡汤

材料 土鸡1只，人参10克，枸杞15克，料酒、姜片、盐各适量。

做法 将土鸡剁成小块洗净，然后汆水，洗净杂质。在砂锅内放入鸡肉块、姜片、人参，然后加水没过鸡肉块，加适量料酒。大火煮开后，转小火炖煮1小时，再加入枸杞，煮半小时，最后加盐调味即可。

功效 补脾益肺，生津止渴，补气生血。

11. 虫草川贝炖瘦肉

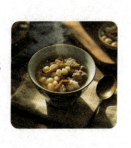

材料 虫草1克，南沙参5克，川贝3克，北杏仁3克，猪瘦肉120克，陈皮、姜片各适量。

做法 猪瘦肉洗净切块，汆水后沥干；虫草加热水泡10分钟。将所有原料一起放入锅中，加适量清水，大火烧开后转小火，炖3小时即可。

功效 润肺止咳，补肾养血。

12. 赤小豆糯米饭

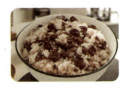

 赤小豆 50 克,糯米 100 克。

做法 将赤小豆和糯米提前一晚浸泡洗净,然后一起放入电饭煲中,加适量水,煮熟即可。

功效 健脾养胃,利尿消肿。

13. 黄芪枸杞煲乳鸽

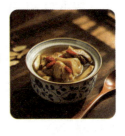

材料 黄芪 30 克,乳鸽 1 只,枸杞 6 克,盐适量。

做法 先将乳鸽去毛及内脏,洗净切块;枸杞清洗干净。将乳鸽、枸杞与黄芪一同放入砂锅中,加水,大火煮沸后转小火煲至乳鸽熟烂,最后加盐调味即可。

功效 滋肾益气。

14. 白萝卜炖羊肉

【材料】 羊肉 250 克,白萝卜 150 克,葱段、姜片、八角、香菜段、料酒、盐各适量。

【做法】 将羊肉洗净切块,白萝卜洗净切块。将羊肉块氽烫,捞出洗净。热油锅放入葱段、姜片和八角爆香,加入羊肉块、料酒炒匀,倒入适量水烧开,转小火煮至七成熟。加入白萝卜块、盐搅拌均匀,煮至羊肉和白萝卜熟烂,出锅时撒上香菜段即可。

【功效】 滋补强身,促进消化。

15. 黑米党参山楂粥

【材料】 党参 15 克,山楂 10 克,黑米 100 克。

【做法】 将党参洗净切片;山楂洗净,去核切片;黑米淘洗干净。把黑米放入锅内,加入山楂、党参,加适量清水,用大火烧沸后转小火煮 50 分钟即可。

【功效】 补中益气,健脾。